U0363885

爱健康 | 爱生活　凤凰含章
Phoenix-HanZhang

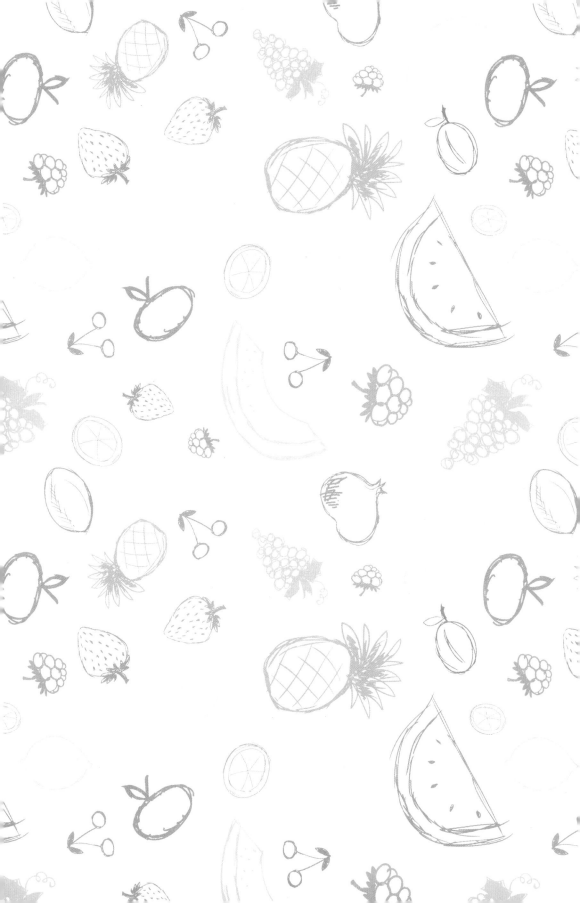

手足耳按摩

速查轻图典

主编　陈飞松　郑书敏
编著　健康养生堂编委会

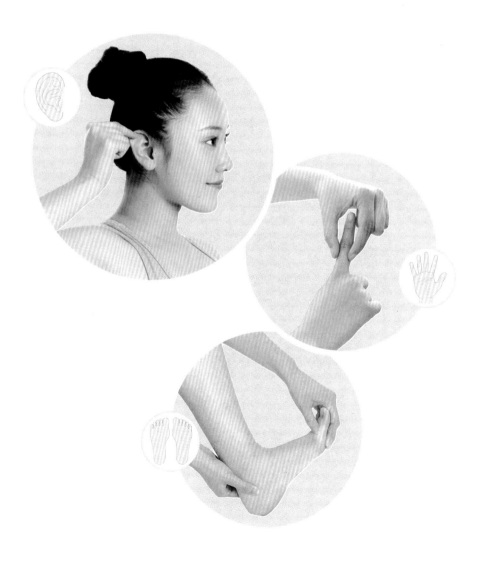

Ⓡ 江苏凤凰科学技术出版社　Ⓘ 凤凰含章

健康养生堂编委会成员

（排名不分先后）

手足耳是身体最好的"天然药库"

人的手、足、耳每个部分都像一个独立的人，包含了身体的全部信息。中医上也有非常形象的比喻，那就是：手是人体的"外在大脑"，足是人体的"第二心脏"，耳是人体的缩影。

人体经络是中医治病养生的基础，也是身体的"天然大药库"，对这些经络进行良性刺激就能充分激发身体的自愈潜能，促使身体恢复健康。手、足、耳三处则汇集了人体所有重要经络，以及人体所有器官的反射区，可谓是人体自我调节的"战略要地"。

"是药三分毒"，但如今药物泛滥的情况却异常突出。事实上，很多时候身体需要的并不是什么灵丹妙药，而是正确使用的方法。按摩手、足、耳无疑是利用人体经络对身体系统进行维护的最简单实用的方法。当身体感觉不适或者身患疾病时，对手、足、耳上相关的反射区、治病点、穴位进行按摩，就能有效缓解不适症状，赶走身体上的小毛病。

那么，如何进行手、足、耳按摩呢？简单地说，就是根据病因选择相应的穴位和反射区，以科学的方法进行有规律的刺激。由于人的手、足、耳三处分别分布着几十个反射区和穴位，如何取穴显得更加重要。为此，这本书在一开始就为读者详解了手、足、耳三处的反射区，并配有清晰明了的图示，便于看图找穴，对按摩有重要的指导意义。

本书从传统中医角度，深入浅出地介绍了手、足、耳按摩在祛病养生中的操作方法，简单实用，让没有任何中医基础的人也能三分钟上手，足不出户地为自己和亲朋进行保养和治疗。

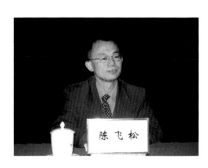

陈飞松 教授
中国中医科学院研究员
北京中医医院主任医师
北京亚健康防治协会会长
中华亚健康学会执行会长
中华中医药学会内科分会委员
世界针灸学会联合会考试委员会副秘书长、教授

本书的使用方法

本书分别从手部按摩、足部按摩、耳部按摩三个方面，详尽地介绍了防治几十种常见疾病以及美体养颜和强身健体的按摩方法，同时分别配有真人图片，为读者演示按摩技巧，提供更加贴心的实际指导。此外，书中还有配送了相关疾病的防治建议，供读者借鉴。

疾病名称
标题栏方便对症找到疾病。

病症介绍
当你不确定患上哪种疾病时，可以在此对照确定。

足部按摩
治病时选用的足部反射区和穴位，以及按摩方法，图文结合，便于掌握。

防治专栏
提供防治疾病的有效建议，以供参考。

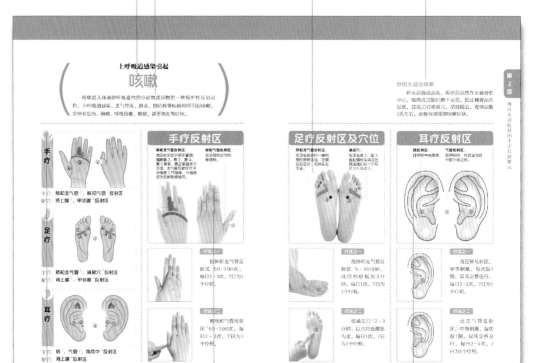

对症取穴
分别介绍手部、足部、耳部三处相关反射区和穴位，并在手绘图片上予以标示，便于按图找穴。

手部按摩
治病时选用的手部反射区和穴位，以及按摩方法，图文结合，便于掌握。

耳部按摩
治病时选用的耳部反射区和穴位，以及按摩方法，图文结合，便于掌握。

手足耳反射区示意图

根据生物全息理论，在人体手部、足部和耳部均有全身脏器的反射区，能反映出身体的生理和病理状况。刺激这些反射区也可以作用于全身脏器，对于疾病防治和全身保健都有不可忽视的作用。

手掌反射区

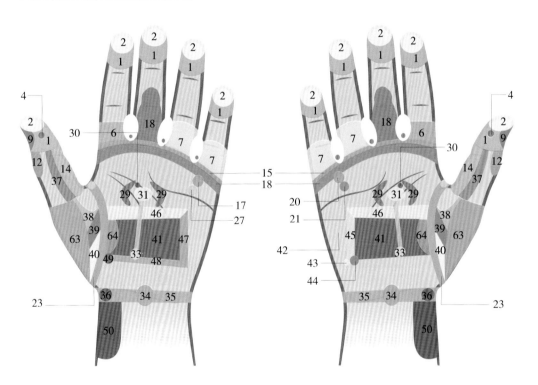

1. 大脑
2. 额窦
4. 垂体
6. 眼
7. 耳
9. 鼻
12. 扁桃体
14. 颈项
15. 斜方肌
17. 心

18. 肺和支气管
20. 肝
21. 胆
23. 甲状腺
27. 脾
29. 腹腔神经丛
30. 肾上腺
31. 肾
32. 输尿管
33. 膀胱

34. 睾丸（卵巢）
35. 前列腺、子宫、阴道、尿道
36. 腹股沟
37. 食管、气管
38. 胃
39. 胰脏
40. 十二指肠
41. 小肠
42. 大肠

43. 盲肠（阑尾）
44. 回盲瓣
45. 升结肠
46. 横结肠
47. 降结肠
48. 乙状结肠
49. 肛管和肛门
50. 直肠和肛门
63. 胸腔呼吸器官
64. 胃脾大肠

手背反射区

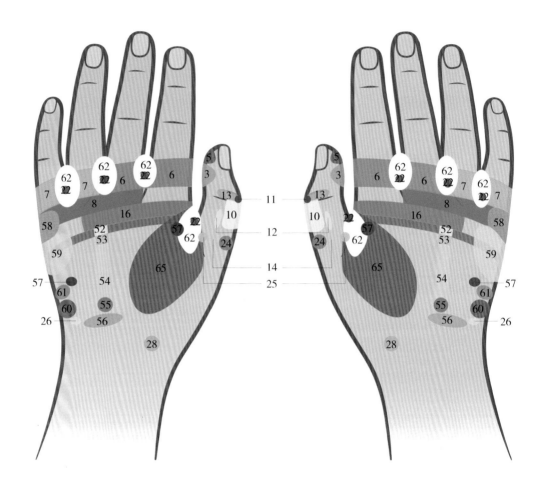

3. 小脑和脑干   13. 上颌和下颌   28. 下身淋巴结   59. 肘关节

5. 三叉神经   14. 颈项   52. 颈椎   61. 膝关节

6. 眼   16. 胸和乳房   53. 胸椎   60. 髋关节

7. 耳   19. 膈、横膈膜   54. 腰椎   62. 颈肩

8. 内耳迷路   22. 头颈淋巴结   55. 骶骨   65. 血压

10. 喉和气管   24. 甲状旁腺   56. 尾骨

11. 舌、口腔   25. 胸腺淋巴结   57. 肋骨

12. 扁桃体   26. 上身淋巴结   58. 肩关节

足底反射区

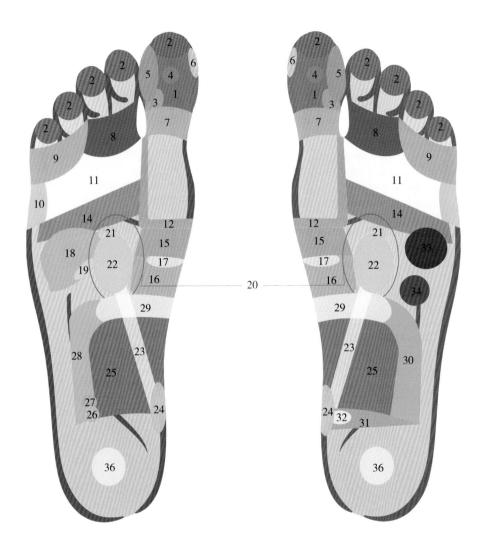

1. 大脑	9. 耳	20. 腹腔神经丛	29. 横结肠
2. 额窦	11. 斜方肌	21. 肾上腺	30. 降结肠
3. 小脑和脑干	12. 甲状腺	22. 肾	31. 直肠
4. 垂体	14. 肺和支气管	23. 输尿管	32. 肛门
5. 颞叶（太阳穴）、三叉神经	15. 胃	24. 膀胱	33. 心
6. 鼻	16. 十二指肠	25. 小肠	34. 脾
7. 颈项	17. 胰	26. 盲肠（阑尾）	36. 睾丸（卵巢）
8. 眼	18. 肝	27. 回盲瓣	
	19. 胆	28. 升结肠	

足背反射区

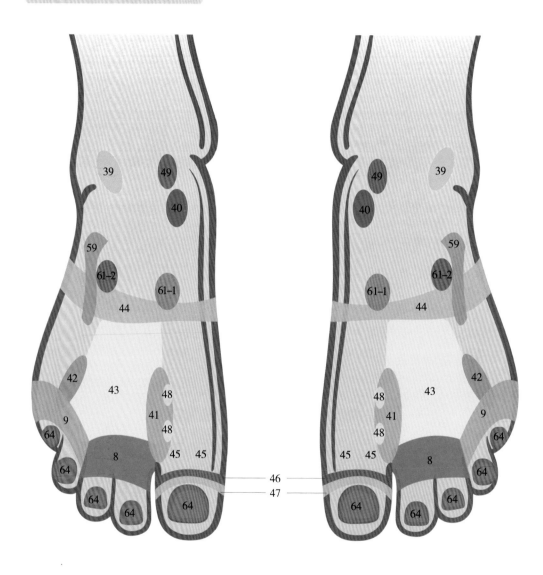

8.眼
9.耳
36.上身淋巴结
40.下身淋巴结
41.胸部淋巴结
42.内耳迷路（平衡器官）

43.胸腔和乳房
44.横膈膜
45.扁桃体
46.下颌（牙）
47.上颌（牙）
48.喉部和气管

49.腹股沟
59.肩胛骨
61-1.内侧肋骨
61-2.外侧肋骨
64.脸

足内侧反射区

13. 甲状旁腺
38–1. 内髋关节
50. 子宫或前列腺
51. 尿道、阴茎（阴道）
52. 直肠、肛门
53. 颈椎
54. 背椎（胸椎）
55. 腰椎
56. 骶椎
57. 内尾骨
62–1. 内侧坐骨神经（胫神经）

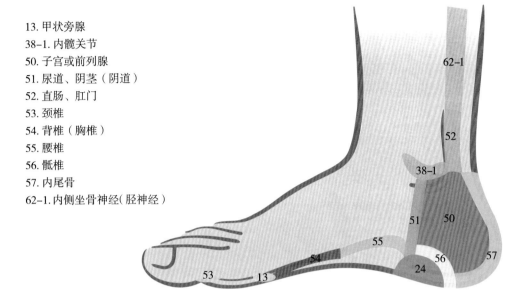

足外侧反射区

10. 肩部
35. 膝部（膝关节）
36. 睾丸（卵巢）
37. 下腹部
38–2. 外髋关节
58. 外尾骨
60. 肘关节
62–2. 外侧坐骨神经（腓神经）
63. 手臂

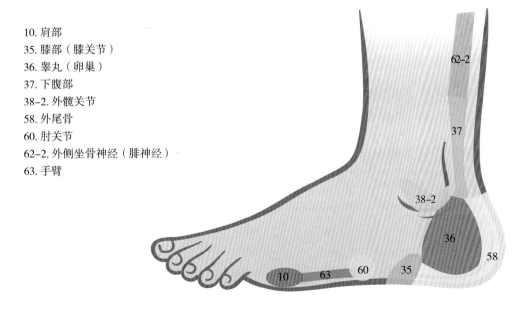

耳郭正面反射区

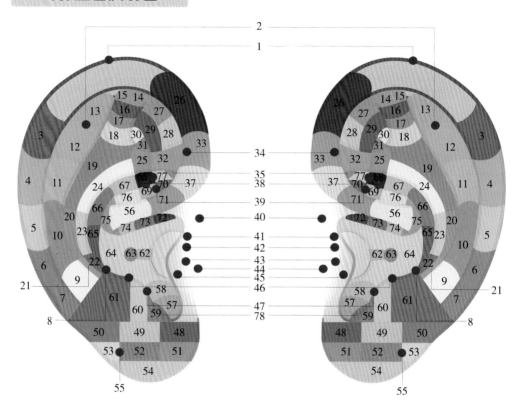

1. 耳尖	17. 膝	33. 外生殖器	49. 舌	65. 脾
2. 风溪	18. 髋	34. 交感	50. 颌	66. 肝
3. 结节	19. 腰骶椎	35. 艇角	51. 垂前	67. 胰胆
4. 轮1	20. 胸椎	36. 输尿管	52. 眼	68. 肾
5. 轮2	21. 颈椎	37. 尿道	53. 内耳	69. 小肠
6. 轮3	22. 颈	38. 艇中	54. 扁桃体	70. 大肠
7. 轮4	23. 胸	39. 阑尾	55. 面颊	71. 直肠
8. 脑干	24. 腹	40. 外耳	56. 耳中	72. 口
9. 锁骨	25. 臀	41. 屏尖	57. 内分泌	73. 食管
10. 肩	26. 肛门	42. 咽喉	58. 三焦	74. 贲门
11. 肘	27. 角窝上	43. 内鼻	59. 额	75. 胃
12. 腕	28. 内生殖器	44. 外鼻	60. 颞	76. 十二指肠
13. 指	29. 角窝中	45. 肾上腺	61. 枕	77. 膀胱
14. 跟	30. 神门	46. 缘中	62. 气管	78. 皮质下
15. 趾	31. 盆腔	47. 对屏尖	63. 心	
16. 踝	32. 坐骨神经	48. 牙	64. 肺	

第1章 手足耳按摩法的基础知识

手足耳按摩源于传统中医中的按摩术，在现代又得到了较大发展，是一门重要的治病保健方法。在中医经络学中，手、足、耳部经络和穴位较为集中，而且人的五脏六腑在手、足、耳部均有相应的反射区，刺激这些穴位和反射区能调节相应脏腑的生理功能，从而实现治病保健的作用。

第2章 身体不适症状的手足耳按摩法

在人的手部、足部和耳部有许多穴位和反射区，这些穴位和反射区与人体各器官、脏腑、经络、骨骼一一对应。当日常生活中遇到身体不适症状时，采用相应的手足耳按摩疗法便捷有效。每种方法都具有操作简单、方便易学的特点，便于读者在任何场合进行自我按摩。

第3章 常见内科疾病的手足耳按摩法

本章将重点介绍常见内科疾病的手足耳按摩疗法，这些按摩疗法能让更多的人快速缓解症状，实现祛病强身的目标。只要找准穴位和反射区，采用正确的按摩方法，并持之以恒地坚持下去，就能赶走体内疾病，消除疾病造成的痛苦。

第4章 常见外科疾病的手足耳按摩法

传统中医认为，外科是研究体表病症的学科。用中医的方法来治疗外科疾病已经越来越受欢迎。本章将讲解十几种常见外科疾病的手足耳按摩疗法，让读者能够轻松治病，祛除痛苦。

第**5**章 五官科和男科疾病的手足耳按摩法

五官科疾病是指包括鼻科、耳科、喉科、眼科和口腔科在内的所有疾病。它们对人体造成很大的伤害，严重影响了我们的正常生活。男科疾病则是指男性生殖系统方面的病变，如何预防和治疗也是人们十分关心的问题。本章将介绍常见五官科和男科疾病的手足耳按摩疗法。

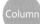
第**6**章 常见妇产科疾病的手足耳按摩法

妇科疾病是指女性生殖系统方面的疾病，是多发的常见病。由于不善调理，很多女性的健康状况并不理想，甚至给正常的工作和生活带来极大的不便。本章将重点介绍常见妇产科疾病的手足耳按摩疗法。

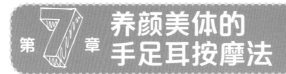

第7章 养颜美体的手足耳按摩法

在传统中医中，按摩术是用来疗伤治病的。现代中医则将按摩术推广到保健、养生，以及美容、美体等诸多领域。中医按摩法方便有效、无毒副作用，每天只用5分钟，哪怕只按摩两个穴位，也能达到保健养生、美容养颜、美体塑形的效果。本章将重点介绍几种与养颜美体有关的手足耳按摩法。

第**8**章 强身健体的手足耳按摩法

按摩手足耳不仅能治病解痛，还有防病保健的功效。这是因为手足耳按摩能使人体经络通畅，气血调和，增强机体的抗病能力。所以，当你出现各种亚健康症状时，手足耳按摩能很快帮你解除身体不适。

备注

本书在取穴、找反射区时提到的1寸、2寸、3寸等尺寸，均为骨度分寸法为定位依据，以患者本人的手指为标准度量。患者拇指关节的宽度为1寸；患者的食指、中指、无名指并拢，以中指中节为准，三指的宽度为2寸；患者的食指、中指、无名指、小指并拢，以中指中节横纹为准，四指的宽度为3寸。

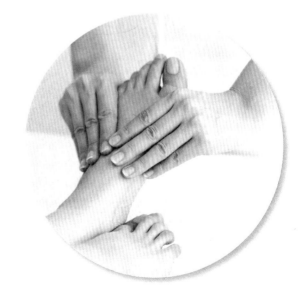

第 1 章

手足耳按摩法
的基础知识

　　手足耳按摩源于传统中医中的按摩术，在现代又得到了较大发展，是一门重要的治病保健方法。在中医经络学中，手、足、耳部经络和穴位较为集中，而且人的五脏六腑在手、足、耳部均有相应的反射区，刺激这些穴位和反射区能调节相应脏腑的生理功能，从而实现治病保健的作用。

认识手足耳按摩法

反射区

反射区指能产生反射效应的区域，在中医中特指人体的足部、手部和耳部。

说到反射区，不得不提的是生物全息理论，该理论认为一切动植物都是由全息胚组成的，它包含着生物整体的全部信息。简单地说，全息胚就相当于是一件东西的缩小版。我们身上有很多全息胚，比如手、足、耳等，它们上面都有完整的五脏六腑的对应反射区。当人生病的时候，手、足、耳上面相应的区域都会出现病理反应。

反射区往往能反映出人体五脏六腑的许多病症。比如脚部就很容易出现不健康征兆，这是因为足位于最低处，而人体新陈代谢的垃圾在重力作用会在足底沉淀，这样足部反射区就会发出不健康信号，让人很容易发现。

反射疗法

反射疗法就是指发射区发出病症信号后，采用按摩的方法刺激反射区来治疗身体疾病。例如，足部子宫反射区出现酸痛或者长了小疙瘩，说明子宫出了问题，这时候我们就要揉一揉、推一推、按一按，把反射区上的疙瘩给捻开，这样子宫就恢复健康了。

人体反射区就像身体能量的通道或脉管，人体患病或者某一部位感觉不舒服时，反射区通道就会被堵塞，这样身体里的能量就难以流通。因此，经常给手部、足部、耳部的反射区进行按摩，就能够帮助打通被堵塞的通道或者脉管，促使能量的流动恢复正常，从而达到改善身体不适症状、治疗疾病、保健养生的目的。

知识链接

反射区分布位置有规律

一般来说，凡是位于人体"外部"的器官，都会在整个反射区的"外部"；而凡是位于人体"上部"的器官，都会在整个反射区的"上部"。此外，人体器官的反射点和器官本身的位置也是相对应的。例如，人体的右肾或者右肺，对应的反射区域通常在人体的右足或者右手。

手部，人体的外在大脑

手疗能治病的原理

手部按摩也称为手疗，是指通过对手部的经穴、经外奇穴、反射区等部位进行按摩、手浴等不同形式的刺激，以达到防治疾病的目的。

中医认为，人体内部脏腑和外部体表密切相连，经络在人体的内外、上下、左右、前后互相贯通，使之形成一个有机整体。

在手部，手阳明大肠经、手少阳三焦经、手太阳小肠经均是从手指沿着上肢外侧循行至头部，而手太阴肺经、手阙阴心包经、手少阴心经均是从胸部沿上肢的内侧面走向手指。这六条手部经络与内脏息息相关，内脏的生理和病理变化可以通过经络反映到手上。因此，只要准确、不断地按摩手部反射区，就会使相应内脏持续受到良性刺激，进而逐渐强化内脏功能，恢复身体健康。

手部反射区域

一只手的正反面有65个反射区和70多个治病穴位，适用于手疗过程。这些病理反射区和治病穴位分布在手心和手背，用于治病强身时，通常需要双手取穴。

在手部按摩中，手部通常可分为四个部分：手腕部、手掌部、手背部、手指部。每个部位都分布一定的治病穴位和反射区，以右表手指为例：

五指名称	相关器官	联系经络
拇指	心和肺	手太阴肺经
食指	胃和肠	手阳明大肠经
中指	肝和五官	手阙阴心包经
无名指	肺和呼吸系统	手少阳三焦经
小指	肾和泌尿生殖系统	手少阴心经、手太阳小肠经

手疗的优势

手部按摩的突出优点就是操作简单，方便可靠。人的双手常年裸露在外，不论行走坐卧，任何场合均可进行按摩。同时，手部按摩简单易学，多数人均可自我按摩，因此非常适合强身防病。此外，手部疗法的应用范围很广，囊括内科、外科、妇科、儿科和五官科的一些常见疾病。

采用正确手法进行手部按摩

在手部按摩疗法中，经常会使用到的手法有按法、掐法、捻法、推法、点法、揉法、摇转法、拔法、擦法、摩法这10种。

按法

操作手法 用拇指指尖或者指腹垂直平压穴位或者反射区。

功能主治 适用于手部较平的穴区，与揉法配合，用于预防保健及治疗各种慢性疾病、慢性疼痛等。

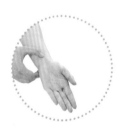

注意事项
操作时着力部位紧贴手部表面，移动范围不宜太大，用力由轻到重，持续稳定，按压的频率和力度要均匀。

掐法

操作手法 用手指指甲端重度刺激穴区，主要用拇指顶端及桡侧甲缘施力。

功能主治 适用于掌指关节结合部及掌骨间缝隙等部位，主要用于急症、痛症、癫狂、神经衰弱等。

注意事项
操作时逐渐用力，直到引起反应，持续半分钟。操作时不宜滑动，以防损伤皮肤。

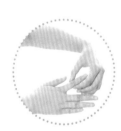

捻法

操作手法 用拇指、食指或中指的指腹夹持住手部的一定部位，做搓揉的动作。

功能主治 适用于手指的各小关节，具有活血、通络、止痛的作用，治疗各种慢性疾病，缓解身体局部不适以及进行日常保健养生。

注意事项
注意频率和作用部位，动作应轻而不浮，重而不滞。

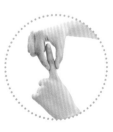

推法

操作手法 用掌跟或单指、多指指腹或大小鱼际侧，着力于一定部位，做单向直线移动。

功能主治 适用于手部纵向长线实施，主要用于慢性疾病、劳损性疼痛、酸痛以及日常的保健养生等。

注意事项
操作时用力要稳健，速度要缓慢均匀，并且注意要在同一个方向上推动。

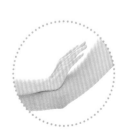

点法

操作手法 用拇指指端或者屈曲的指间关节突出部位着力于反射区,点压手部穴位。

功能主治 一般用于骨缝处的穴区,主要用于各种急症、痛症等。

注意事项

与按法相比,这种手法接触面积小,操作时要求点压准确有力。

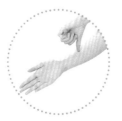

揉法

操作手法 用手指指腹或手掌贴附在施治疗部位,轻揉缓和地进行搓揉。

功能主治 适用于表浅或者开阔的穴区,主要用于慢性病、虚弱、劳损、局部肿痛和保健。

注意事项

压力轻柔,动作协调,持续时间宜长。

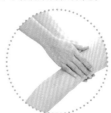

摇转法

操作手法 使手部指关节、手腕部关节做被动均匀地摇转环形动作。

功能主治 用于手指间关节、手腕部关节,具有放松调整、滑利关节的作用。

注意事项

操作时要用力均匀,忌单向用力,以防损伤关节。

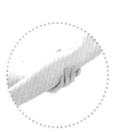

拔法

操作手法 以拉伸、牵引动作固定于相关关节一端,牵拉另一端的方法。

功能主治 具有放松关节、改善关节活动范围、强身、延缓衰老等作用。适用于手指关节、掌指关节和手腕关节的局部病症。

注意事项

操作时,两手用力要适度,不宜强拉硬牵,要沿关节连接纵轴线操作。

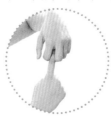

擦法

操作手法 用手掌大小鱼际及掌根部附着于手部一定位置,紧贴皮肤进行快速往复运动。

功能主治 用于手掌、手指部顺着骨骼走向的部位,适用于慢性病、虚寒体质、精神疾病的治疗。

注意事项

在操作时,要做到施力不滞,迅速往复,以出现温热感为佳。

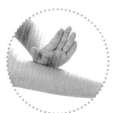

摩法

操作手法 用手掌面或食指、中指、无名指指腹放在手部一定部位,用腕关节连同臂部摆动,使掌部在穴位上做顺时针或逆时针擦动。

功能主治 适用于手部相对开阔部位,主要用于老年病、慢性病、虚寒体质的治疗。

注意事项

动作均匀协调,频率要快,以按摩有温热感为宜。

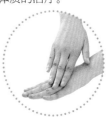

手部按摩时不可忽视的细节

病因要明确

在进行手部按摩疗法之前，首先要对自己的身体状况、患病原因有所了解，这样才能进行有针对性的治疗。

例如，当我们患上急性肠胃炎时，首先要明确此病主要因为贪凉或者误吃了腐烂变质的食物，导致脾胃受伤，才引起呕吐、腹泻、腹痛等症状。所以，在开展手部反射按摩疗法时，就要以脾、胃为主，先要针对脾、胃反射区进行按摩，然后再根据相关症状，对肝、胆、腹腔神经丛、脾、胃、大肠反射区等进行按摩，达到标本兼治的目的。

穴区选择有讲究

在进行手部按摩治疗的时候，反射区和治病穴位的选择并非随意而行，而应遵循一定的原则。

一般来说，外科疾病是以痛症为主的，所以对于这类疾病进行治疗的时候，首选的反射穴区要能够帮助患者缓解病变部位的疼痛肿胀症状，然后再根据病变的诱因选取相关的反射穴区进行深入的治疗。

治疗内科和妇科疾病之时，则主要根据循行经络和疾病症状，以及内脏传入神经和体躯传入神经之间的相互关系，选择相应的手部反射穴区。

手法轻重要适宜

按摩手法和力度要根据病患的体质适当调整。通常来说，如果患者的体质较强，且病变区域在人体的深层部位，那么在按摩的力度可以稍微大一些，以加强疗效；但是如果患者的体质虚弱，或者患者为幼儿，并且病变区域在人体的浅层部位，那么按摩的手法就需要轻柔一些，以免造成患者不适。

> **按摩治病小贴士**
> 自我保健按摩以每天1次、每次20~30分钟为宜，时间可以选择在清晨起床时或晚上临睡前。

足部，人体的"第二心脏"

时常按摩足，治病又养生

　　足部按摩，简称足疗，是指对足部反射区以及穴位加以按摩刺激，从而启动人体内脏的自动调节功能，激发其自我防卫和自我修复的能力，达到缓解人体紧张和疲劳，改善健康状况的目的。

　　古人云："人老脚先衰，树枯根先竭"，足疗的历史可以追溯到几千年前。如今足疗被赋予了更多的价值，成为一种时尚的养生妙方。现代中医认为，人体各个部位在双脚都有相应的反射区，将两足合并就是一幅完整的人体结构图。所以，当身体某一部位出现病变时，足部相应反射区会有异常反应，对这些反射区进行按摩，就能缓解和治疗疾病。

足部反射按摩治病原理

　　连接人体的14条经络，有6条起止于足部，分别为足三阴经之始，足三阳之终。因此，足部对人体内各个器官的能量流通具有非常重要的作用。按摩足部，能使足部的经络更为畅通，气血循环更为顺畅，从而促进正常机体功能。

　　足部有6大基本反射区、60多个重要穴位，通过对这些穴位和反射区施加刺激，也会激发人体相应内脏的自发调节和自动修复潜能。

　　另外，由于重力作用，人体各器官的代谢产物会在足部相应部位沉积下来。当这些器官出现不适时，足部就会出现压痛、酸楚、麻木、肿胀、硬结、淤血等。只要正确刺激这些反射区域，就能使疾病和不适得到治疗和改善。

简单做足浴，轻松来保健

　　除了每天坚持按摩足部反射区，经常用热水浴足，也能有效刺激足部穴位和反射区，从而调理脏腑、舒通经络，达到强身健体、祛除疾病的目的。

　　足浴时，水温最好保持在40～45℃，水量刚好没过脚踝，还可以在热水中加入某些药物或者精油。每天坚持热水浴足30分钟，可促进全身血液循环，活跃末梢神经，增强记忆，延缓人体衰老，有效防治人体各种心血管疾病。

采用正确手法进行足部按摩

在足部按摩疗法中，经常会使用到的一些手法有按法、点法、钳法、刮法、滚法、拿法、推法、搓法、摇法、揉法等等。

按法

操作手法　用拇指的指腹按压在一定穴位或反射区上，逐渐用力下压揉动。

功能主治　适用于喉和气管、内耳迷路、颈椎、心、肋骨、扁桃体、胸部淋巴腺等反射区域，可治疗有关慢性疾病。

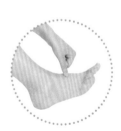

注意事项
　　按压的部位或者穴位必须准确，按压力量的大小和时间长短取决于患者体质强弱、病情轻重。

点法

操作手法　用拇指指端，或者中指、食指近端关节背侧屈曲突起部位，着力于一定穴位或者反射区上，用力深压揉动。

功能主治　适用于内耳迷路、肋骨、上颌和下颌、肩胛骨、腹股沟等反射区，多用于治疗急症、痛症等。

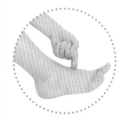

注意事项
　　操作时要根据病情虚实、体质强弱及患者的耐受性酌情施力，并要密切注意患者的反应。

钳法

操作手法　一手握足，另一手拇指、食指屈曲呈钳状，相对用力钳夹反射区，做均匀地推动。

功能主治　用于治疗筋骨酸痛、手足抽搐、麻痹、痉挛、指甲脆弱、白内障、癫痫、骨质疏松、颈椎病、头痛、上肢麻木、骨质增生等。

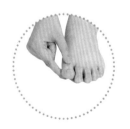

注意事项
　　力度要稳而持续，忌暴力施术。

刮法

操作手法　用拇指桡侧面，或拇指近端关节背侧屈曲突起部位，或食指桡侧面，或食指近端关节背侧屈曲突起部位，吸定于一定穴位或反射区上，做单方向地推动。

功能主治　适用于带状或块状反射区，如脾、胃、胰、十二指肠、横结肠、降结肠、直肠、肛门、肝等，多用于治疗肠胃疾病。

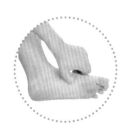

注意事项
不宜刮破皮肤。

滚法

操作手法 手指关节略弯曲，以掌背指侧部位贴于脚上，有节奏地做腕关节屈伸和前臂旋转的协同动作。

功能主治 适用于足背、足底面积较宽处，治疗风湿疼痛、肢体瘫痪等疾病。

注意事项 要紧贴皮肤，不能拖动或跳动，压力、摆动幅度要均匀。

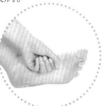

推法

操作手法 用手掌或手指置于脚面一定穴位处，单向移动于穴位之间。

功能主治 适用于带状或块状区域，如胸腔和乳房、眼、耳、横膈膜、乙状结肠、直肠等，可治疗虚寒及慢性病痛。

注意事项 操作时重点在治疗部位或反射区上做缓和的按揉动作，可连续操作5~10次。

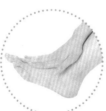

摇法

操作手法 一手握脚跟，一手握脚趾，使关节产生被动性的环形运动。

功能主治 适用于趾关节，可用于治疗局部伤痛。

注意事项 操作时，动作要缓和，用力要稳，摇转的方向和幅度，必须在关节生理功能许可的范围内进行。

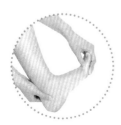

拿法

操作手法 用手拇指和其余四指相对用力，在一定穴位或部位上进行一紧一松的提捏动作。

功能主治 适用于小腿腓肠肌等，可用于足部、踝部、腿部的放松治疗。

注意事项 拿捏时间不宜过长，次数不宜过多，拿取部位要准。用力要先由轻到重，再由重到轻，不宜突然用力。

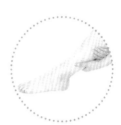

搓法

操作手法 用掌部附着于一定穴位和反射区，紧贴皮肤进行快速直线运动。

功能主治 适用于脚底各部位，可治疗虚寒体质、精神性疾病。

注意事项 搓动必须连续不间歇地进行，直到局部产生温热感；搓动速度开始要慢，逐渐加快，结束时再由快逐渐减慢。

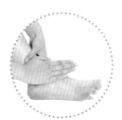

揉法

操作手法 用中指、食指指腹吸定一定穴位或反射区，带动该处的皮下组织，做轻柔缓和地环旋转动。

功能主治 适用于横膈膜、内耳迷路、肾、心等反射区，可治疗慢性病、虚证、劳损等。

注意事项 用力应轻柔缓和，揉动幅度应从小到大，动作要有节奏。

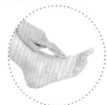

足部按摩时不可忽视的细节

做好准备工作

（1）选择一个空气新鲜、温度适宜的按摩环境，避免患者在按摩过程中受风着凉。

（2）在进行足部按摩治疗前，按摩者应该把自己的手指甲和被按摩者的脚趾甲剪短，避免在治疗过程中刺伤彼此。

（3）按摩者要用肥皂清洁双手，这样才不会因为指甲内的细菌引起感染。

（4）被按摩者要清洗双脚，在按摩前可用温盐水浸泡半小时，脚部角质就会软化，能增加按摩时候的敏感度，增强治疗效果。

（5）铺好按摩巾，并涂抹按摩膏。

循序渐进做按摩

如果患者初次接受按摩，在开始按摩时，必须先探查患者的心脏反射区，按摩力度从轻逐渐到重，以此了解患者的心脏功能是否正常，再根据患者的情况确定按摩力度和方案。

一般来说，患有心脏病、糖尿病、肾脏病的人每次按摩时间不超过15分钟，如果有严重心脏病、癫痫或肝功能异常，要配合其他方法治疗。在按摩过程中，要密切观察被按摩者表情有无异常，如果患者无法忍受疼痛、严重出汗或者虚脱，一定要及时调整按摩节奏和力度。

按摩细节须记牢

（1）如果在夏季做足部按摩，不要让足部对着风扇或空调吹。

（2）按摩时尽量避开骨骼突起处，以防止损伤骨膜。

（3）按摩后半小时内喝300～500毫升以上的温开水，但严重肾脏病、心力衰竭、水肿患者喝水量不要超过150毫升。

（4）按摩治疗后如果出现低热、发冷、疲倦、腹泻等不适症状属于正常反应，坚持治疗，几日后就能恢复正常。

（5）如因按摩手法不当引起局部红肿、淤血等，可以涂红花油。

耳部，人体的缩影

耳部按摩的治病原理

耳朵不仅是一个听觉器官，也是人体的缩影。中医认为"耳为宗脉之所聚"，意思就是十二经脉皆通过耳部。经常按摩双耳及其上面的反射区和穴位，可以疏通经络，促进血液循环，从而起到强身健体的作用，缓解肥胖、失眠等都市人易患的亚健康症状。

耳部按摩调理亚健康

长期坚持进行耳部按摩，有助于调理人体的亚健康状态。当出现耳鸣、头脑昏沉的不适症状时，我们可以这样做：掌心向后，将中指插进耳朵孔里，塞进去以后，手指在里面转180度，掌心向前；然后让手指轻轻地在里边蠕动，按摩二三十秒后，再猛地将手指向前外方拔出来。这是耳部按摩的常用方法，身体不适时不妨试试！

耳部按摩强肾抗衰老

中医认为，肾开窍于耳。长期坚持耳部按摩，有强肾、抗衰老的作用。常用的方法有：①用两手分别轻轻捏双耳的耳垂，再搓摩耳垂至发红、发热，然后揪住耳垂往下拉，再放开手让耳垂弹回，每天坚持做2～3次，每次做20下左右，即有健肾的作用。②用两手手掌掩住两耳郭，然后手指托住后脑壳，用食指压中指弹击20余下，可以听到"隆隆"的声音，然后回击"天鼓"，经常这样刺激可以活跃肾脏，有助于强肾固精。③将两手手掌心摩擦发热，向后按摩耳腹，再向前反折按摩耳背面，反复5～6次。

耳部按摩养颜又减肥

经常按摩耳部还能够有效调节人体的自主神经功能，加速人体全身各处的血液循环和新陈代谢，有助于养颜美容、纤体减肥。例如，容易肥胖的人，可以经常用手按压耳朵上的"胃"和"外鼻"反射区，就能控制饮食。

采用正确手法进行耳部按摩

在耳部反射按摩疗法中，经常会使用到的一些手法有对压法、点压法、直压法、揉按法、捣法、挽拉全耳法、捏揉耳尖法、双手扫耳法、捏弹耳垂法、手摩耳轮法等。

对压法

操作手法 把拇指、食指指腹放在耳郭的正、背面，相对压迫贴压耳部，寻找痛、胀明显的部位，找到后持续贴压30秒左右，使贴压处出现沉、重、胀、痛感。

功能主治 对内脏痉挛性疼痛、躯体疼痛以及急性炎症有较好的镇痛作用。

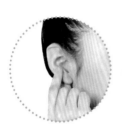

注意事项
适合实证和年轻力壮的人士。

点压法

操作手法 用单指尖一压一松，间断地按压耳穴，每次间隔半秒。

功能主治 适用于各种虚证、慢性病，如神经衰弱、失眠、心悸、头晕等。

注意事项
用力不宜过重，以贴压处感到胀而略感刺痛为度。

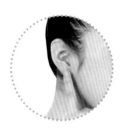

直压法

操作手法 用单指尖垂直按压贴压物，直到贴压处产生胀、痛感，持续按压30秒钟，稍微间隔后再重复按压。

功能主治 适用于交感、艇角、大肠等反射区，可治疗痛症、炎症等。

注意事项
适合实证和年轻力壮的人士。

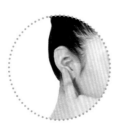

揉按法

操作手法 用单指腹轻轻将贴压物压实，然后顺时针带动贴压物皮肤旋转，以贴压处有胀、酸、痛或轻微刺痛为度。

功能主治 具有补虚的作用。

注意事项
压实贴压物时，应以贴牢、不损伤皮肤为度。

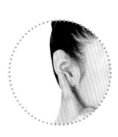

掐法

操作手法　用手指顶端甲缘重刺激耳穴反射区，主要用拇指顶端和桡侧甲缘施加压力。

功能主治　强刺激，适用于年轻力壮的患者。

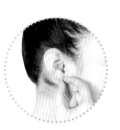

注意事项
使用掐法时，注意用力适度，以不损伤皮肤为原则。

捏揉耳尖法

操作手法　用两只手的食指、拇指的指腹捏、揉、抖耳尖端大约半分钟左右。

功能主治　具有镇静、止痛、清脑的作用。

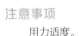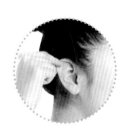

注意事项
用力适度。

捏弹耳垂法

操作手法　用双手食指、拇指的指腹，分别捏揉两个耳垂。

功能主治　能促进血液循环，有效延缓老年性耳聋。

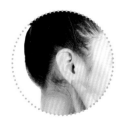

注意事项
适用于耳垂部位反射区，用力要适度。

挽拉全耳法

操作手法　右手绕过头顶，用右手食指、拇指夹住左耳尖向上牵拉30余下。左手以同法牵拉右耳。

功能主治　能提高免疫系统功能。

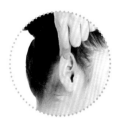

注意事项
适用于全耳反射部位，用力要适度。

双手扫耳法

操作手法　用双手掌把耳朵从后面带动耳郭向前扫，紧接着再回来，带动耳郭向后扫。

功能主治　能够增强人体的抗病能力，有醒脑、补肾、调理阴阳的作用。

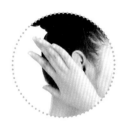

注意事项
用力适度，以耳朵发红、发热为止。

手摩耳轮法

操作手法　双手握成空拳，用食指、拇指沿耳轮上下来回摩擦几十下，使耳轮部位充血发热。

功能主治　有助于保肝补肾。

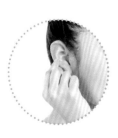

注意事项
适用于耳轮，用力要适度。

耳部按摩时不可忽视的细节

找准最痛点，适度用力

人体耳朵部位的反射区痛点比较多，在进行按摩前一定要找准最痛点。寻找最痛点时，可以先参考耳部反射区图谱，确定一个大致位置，然后用棉棒或牙签圆头适度按压，感觉哪个点最痛，就在哪个点上进行重点按摩。

在对最痛点进行按压时，力度可以大一些，疼痛的程度以最大忍受度为准。如果用力太轻，则不能够给予反射区以强烈刺激。在耳部反射区可以选取3~5个最痛点，按压时，最好先按完一个痛点后，再接着按另外一个痛点，千万不能同时按压好几个痛点。值得注意的是，人体左右耳朵上的反射区是对应的，所以，在按完一只耳朵后，可以接着再按压另一只耳朵。

对症选手法，时间要适宜

人体的耳朵上有五大反射区，而每一个反射区的肌肉厚薄是不一样的，再加上每个患者的疾病有所不同，患者的个体情况也不一样，所以，针对不同的反射区、疾病和患者情况，选用的按摩手法也不一样。

手法要以最能够刺激反射区为宜。如果痛点在耳窝中，可以用手指的指尖揉；如果痛点在耳朵的边缘处，可以用手掐或者用棉棒按压。

另外，耳部按摩的时间要适度，太长或太短都不好。一般情况下，在按压每一个痛点时，可以默念数字，以数到200个数为宜。每天可以按压1~2次。

贴压耳豆有讲究

耳部按摩会比较痛，而对于痛觉特别敏感的人，可以选择贴耳豆。通常，我们可到药店和医疗器械商店里购买耳豆，或者用绿豆、小米粒、大米粒、花籽等固定在反射区的痛点上按压。

贴压耳豆需要注意以下几点：①要防止胶布潮湿和受到污染，并且要避免贴压物贴敷张力低和皮肤感染。②在夏季贴压时，由于出汗多，贴压时间不宜过长。如果耳郭有冻疮、炎症，则不宜进行贴压。③如果贴压后疼痛比较明显，只要在局部稍微放松一下胶布或者移动位置即可。

手足耳按摩前的充足准备

了解充分再动手

在动手按摩前，最重要的就是要了解手部、足部、耳部的各穴位和反射区，了解它们与人体各组织器官之间的对应关系，以及与一些人体常见疾病的关系。

当然，这里说的只是粗略了解，毕竟我们不是专业按摩师。平时，我们做的多是自我护理按摩，完全可以参照人体足部、手部、耳部的反射区图谱进行。即使你看不懂反射区图谱，但只要能够坚持经常定时全方位地按揉手、足、耳，也能起到一定的治病和保健效果。

此外，要了解特定手法的特点和功能，有针对性地进行按摩。在进行手部按摩、足部按摩和耳部按摩时，需要采用一些特定的按摩手法，例如按、揉、点、推、压、捻、刮等。在按摩之前，要先了解这些手法，知道各种手法的特点和功能，并在按摩的时候合理使用手法，才能保证按摩的效果。

注意清洁润滑

按摩正式开始之前，按摩者要用肥皂清洁手部，被按摩者要用肥皂清洁相关部位。值得注意的是，不管是按摩着还是被按摩者的手、足、耳部位如果存在皮肤溃疡、破损、炎症等情况，就不适宜进行按摩。

做好清洁工作后，在需要按摩的部位上涂抹一层润滑护肤油或者按摩膏，这样在按摩过程中能避免皮肤摩擦产生的生涩感，尤其在按摩力度较大的时候，能够有效避免损伤皮肤。

孕妇按摩需谨慎

孕妇如果要按摩，为腹中胎儿的安全考虑，最好先详细咨询医生，按摩也最好请专业的按摩医师来操作。选择一个舒服的姿势坐下或躺下，有条件的话最好半躺在按摩台上，这个姿势对于胎儿和孕妇都比较安全。

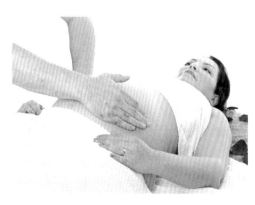

Column

这样的情况下不要进行按摩

···

经常进行耳部、足部、手部反射按摩能够调理人体气机和阴阳平衡，改善各内脏器官功能，促进血液循环和新陈代谢，有助于保健养生和预防治疗疾病。但是，并非所有的人、也并非任何时候都适合采用手、足、耳反射按摩疗法。

这些人不适合

罹患流感、乙脑、脑膜炎、白喉、痢疾及其他急性传染性疾病的人，为了避免疾病的加重和传播，不宜进行按摩。患有急性炎症和某些慢性炎症的患者，例如急性化脓性扁桃体炎、肺炎、急性阑尾炎、蜂窝组织炎、四肢关节结核、脊椎结核、骨髓炎等，不宜进行反射按摩。患有严重心脏病、肝脏病、肾脏病、肺病、恶性肿瘤、恶性贫血，或者久病体弱、极度消瘦虚弱的人，以及患有血小板减少性紫癜、过敏性紫癜、溃疡性皮炎及其他大面积皮肤疾病的人，也都不宜进行反射按摩。

这些状况不适合

在饭前半小时和饭后1小时内，或者在吃得过饱与空腹的状态下，都不宜进行按摩。因为人体在进食以后，或者在吃得过饱还没有来得及消化的时候按摩，会刺激胃肠蠕动，加重胃肠的负担，引起胃肠功能的紊乱；而在饥饿的状态下进行按摩，则容易引起低血糖，使得患者虚脱。

在醉酒和剧烈运动之后，以及在处于生气、激动、愤怒、悲伤、惊恐等情绪波动状态中时，或者在精神高度紧张、身体极度疲劳的状态下，都不宜进行按摩。按摩之前必须心境平和，情绪放松。在皮肤破损或者骨折、关节脱位部位，更不要按摩。

女性在月经期间和妊娠期内，不要轻易按摩。如有必要，须先向专业的医师进行咨询，按摩也最好由专业的按摩师来操作。

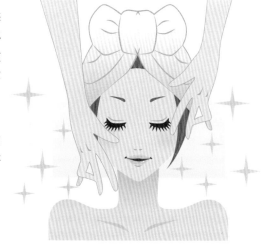

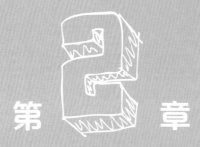

第 **2** 章

身体不适症状的手足耳按摩法

　　在人的手部、足部和耳部有许多穴位和反射区，这些穴位和反射区与人体各器官、脏腑、经络、骨骼一一对应。当日常生活中遇到身体不适症状时，采用相应的手足耳按摩疗法便捷有效。每种方法都具有操作简单、方便易学的特点，便于读者在任何场合进行自我按摩。

上呼吸道感染引起

咳嗽

咳嗽是人体清除呼吸道内的分泌物或异物的一种保护性反射动作。上呼吸道感染、支气管炎、肺炎、肺结核等疾病均可引起咳嗽，常伴有发热、胸痛、呼吸困难、脓痰，甚至咯血等症状。

手疗

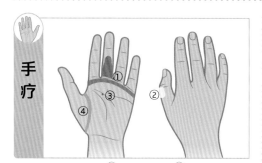

主穴：肺和支气管①、喉和气管②反射区
配穴：肾上腺③、甲状腺④反射区

足疗

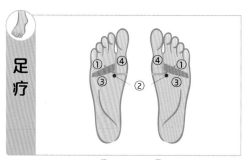

主穴：肺和支气管①，涌泉穴②反射区
配穴：肾上腺③、甲状腺④反射区

耳疗

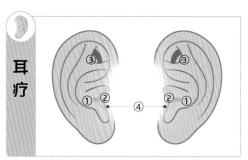

主穴：肺①、气管②、角窝中③反射区
配穴：肾上腺④反射区

手疗反射区

肺和支气管反射区：
肺反射区位于双手掌侧，横跨第2、第3、第4、第5掌骨，靠近掌指关节区域；支气管反射区位于中指第3节指骨，中指根部为反射敏感地带。

喉和气管反射区：
双手拇指近节指骨背侧。

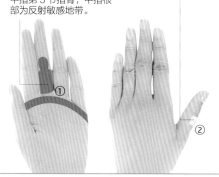

疗法之一

按肺和支气管反射区①50~100次，每日2~3次，7日为1个疗程。

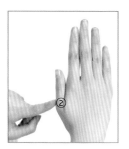

疗法之二

推喉和气管反射区②50~100次，每日2~3次，7日为1个疗程。

妙用大蒜治咳嗽

　　将大蒜捣成蒜泥，再把蒜泥放在止痛膏的中心。每晚洗完脚后擦干足底，把止痛膏贴在足底，蒜泥正对涌泉穴，早晨揭去，连续贴敷3天左右，就能有效缓解咳嗽症状。

足疗反射区及穴位

肺和支气管反射区：
双足底前部约一横指宽的带状区域，左肺在右足底，右肺在左足底。

涌泉穴：
双足底第2、第3趾趾横纹头端与足跟连线的前1/3和后2/3交点上。

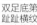
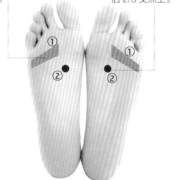

疗法之一

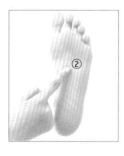

　　推肺和支气管反射区[1] 5～10分钟，或用刮痧板刮3分钟，每日1次，7日为1个疗程。

疗法之二

　　按涌泉穴[2] 2～3分钟，以穴位处酸胀为度，每日1次，7日为1个疗程。

耳疗反射区

肺反射区：
耳甲腔中央周围。

气管反射区：
耳甲腔内，外耳道与耳甲腔中央之间。

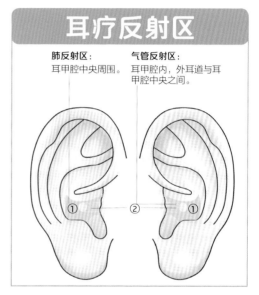

疗法之一

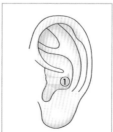

　　直压肺反射区，中等刺激，每次取1侧，双耳交替进行，每日2～3次，7日为1个疗程。

疗法之二

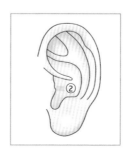

　　点压气管反射区[2]，中等刺激，每次取1侧，双耳交替进行，每日2～3次，7日为1个疗程。

气机逆乱引起

呃逆

呃逆，俗称打嗝，是指膈神经受到刺激后引起的膈肌不自主地痉挛性收缩，也称为膈肌痉挛，主要是由受寒、食滞、恼怒或者一些消化道疾病及手术后引起。

手疗

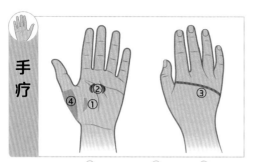

主穴：胃脾大肠①、腹腔神经丛②、横膈膜③反射区
配穴：胸腔呼吸器官④反射区

足疗

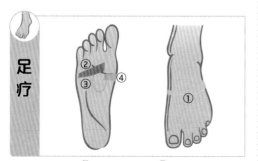

主穴：横膈膜①、肺和支气管②反射区
配穴：腹腔神经丛③、胃④反射区

耳疗

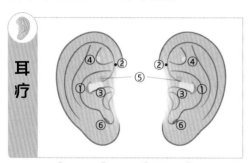

主穴：胃①、交感②、耳中③、神门④反射区
配穴：小肠⑤、皮质下⑥反射区

手疗反射区

腹腔神经丛反射区：
双手掌侧第2、第3掌骨及第3、第4掌骨之间，手掌中央的两侧。

横膈膜反射区：
双手背侧，横跨第2、第3、第4、第5掌骨中点的带状区域。

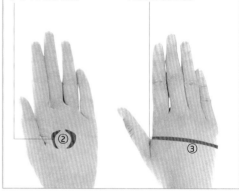

疗法之一

揉腹腔神经丛反射区②50~100次，每日按摩1~2次，每7~10日为1个疗程。

疗法之二

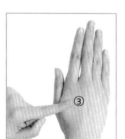

摩横膈膜反射区③50~100次，每日按摩1~2次，7~10日为1个疗程。

调理脾胃防呃逆

养成良好的饮食习惯，调理脾胃功能，有助于预防呃逆。应做到喝水不要太急，吃饭时要细嚼慢咽等。

足疗反射区

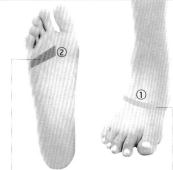

肺和支气管反射区：
双足底前部约一横指宽的带状区域，左肺在右足底，右肺在左足底。

横膈膜反射区：
双足背趾骨、楔骨、骰骨关节处，横跨足背形成的带状区域。

疗法之一

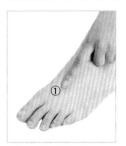

推横膈膜反射区3～5分钟，以被按摩部位酸胀为度。

疗法之二

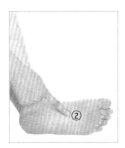

揉肺和支气管反射区3～5分钟，以被按摩部位酸胀为度。

耳疗反射区

神门反射区：
三角窝内，对耳轮上，下角分叉处稍上方。

胃反射区：
耳轮脚消失处。

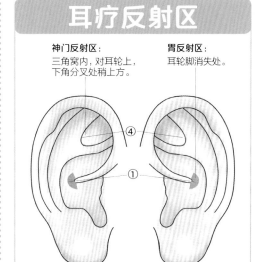

疗法之一

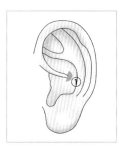

点压胃反射区，中等刺激，每次取1侧，双耳交替进行，每次5～10分钟，每7～10日为1个疗程。

疗法之二

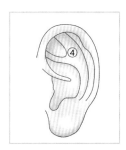

直压神门反射区，中等刺激，每次取1侧，双耳交替进行，每次5～10分钟，每7～10日为1个疗程。

脏腑虚弱、饮食不当引起
腹泻

腹泻有急性和慢性之分。急性腹泻主要表现为排便次数明显增多，须及时到医院就诊。慢性腹泻主要表现为持续或者反复发作超过两个月，通常是由于慢性消化系统疾病或者饮食不当引起。

手疗

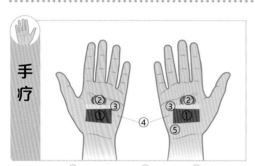

主穴：小肠①、腹腔神经丛②、横结肠③反射区
配穴：大肠④、盲肠⑤反射区

足疗

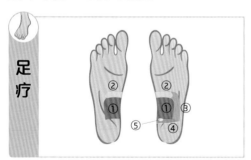

主穴：小肠①、横结肠②、降结肠③反射区
配穴：直肠④、肛门⑤反射区

耳疗

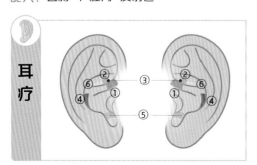

主穴：直肠①、小肠②、阑尾③、脾④反射区
配穴：三焦⑤、十二指肠⑥反射区

手疗反射区

小肠反射区：
双手掌心中部的大片块状区域。

腹腔神经丛反射区：
双手掌侧第2、第3掌骨及第3、第4掌骨之间，手掌中央的两侧。

（手疗反射区示意图）

疗法之一

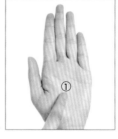

掐小肠反射区①50~100次，每日1~2次，3天左右为1个疗程。

疗法之二

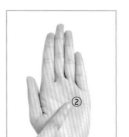

擦腹腔神经丛反射区②50~100次，每日1~2次，3天为1个疗程。

腹泻禁食有讲究

　　如果出现轻度腹泻，可以通过控制饮食进行调理。一般来说，在腹泻的时候，最好不要喝牛奶，不要吃肥腻、渣多、不容易消化的食物，要以清淡、易消化的半流质食物为主。

足疗反射区

小肠反射区：
双足掌弓向上隆起所形成的凹陷区域。

降结肠反射区：
左足底外侧端，沿足外侧第4、第5之间的竖条状区域。

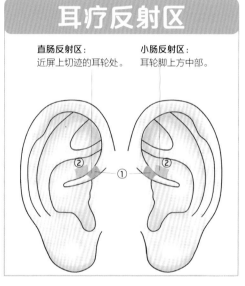

疗法之一

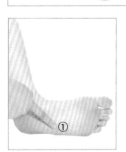

　　搓小肠反射区3～5分钟，以被按摩部位酸胀为度。

疗法之二

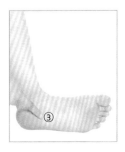

　　按降结肠反射区3～5分钟，以被按摩部位酸胀为度。

耳疗反射区

直肠反射区：
近屏上切迹的耳轮处。

小肠反射区：
耳轮脚上方中部。

疗法之一

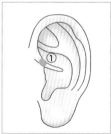

　　对压直肠反射区，中等刺激，每次5～10分钟，每日1次，3～7日为1个疗程。

疗法之二

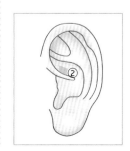

　　揉按小肠反射区，中等刺激，每次5～10分钟，每日1次，3～7日为1个疗程。

肠胃燥热、气血不足引起

便秘

便秘是指大便秘结不通、排便时间延长，或者虽有便意但排便困难，通常还伴有腹胀、头痛、眩晕、缺乏食欲、疲劳、恶心、心悸、失眠等症状。主要由于不良饮食习惯及排便习惯不佳引起。

手疗

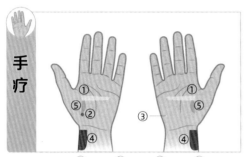

主穴：横结肠①、肛门②、大肠③、直肠④反射区
配穴：脾胃大肠⑤反射区

足疗

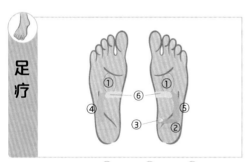

主穴：腹腔神经丛①、直肠②、肛门③反射区
配穴：升结肠④、降结肠⑤、横结肠⑥反射区

耳疗

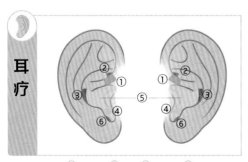

主穴：直肠①、大肠②、脾③、三焦④反射区
配穴：肺⑤、皮质下⑥反射区

手疗反射区

横结肠反射区：
位于双手掌第1、第2、第3、第4掌骨近端的带状区域。

大肠反射区：
双手掌侧中下部分。

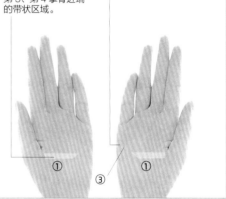

疗法之一

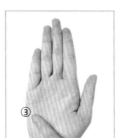

擦横结肠反射区①50~100次，每日按摩1次，7~10日为1个疗程。

疗法之二

按摩大肠反射区③50~100次，每日1次，7~10日为1个疗程。

好习惯"赶走"便秘

　　一般来说，进食过少或者每日三餐吃的食物过于精细、饮水不足、运动量少、每日排便不规律等，都容易引起便秘。所以，养成良好的生活习惯，有助于解除便秘的烦恼。

足疗反射区

腹腔神经丛反射区：
双足底中心，呈环状。

直肠反射区：
自左足跟前外方呈反"S"形移行至足跟内前方膀胱反射区的后方，呈一横带状。

耳疗反射区

大肠反射区：
耳轮脚上方前部。

三焦反射区：
耳甲腔底部，屏间切迹上方。

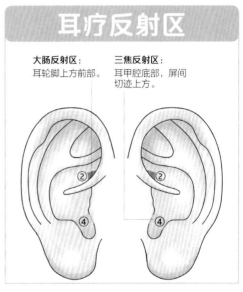

疗法之一

　　点腹腔神经丛反射区¹3分钟，以点压部位酸胀为度。

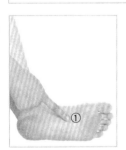

疗法之二

　　按直肠反射区²3~5分钟，以被按摩部位酸胀为度。

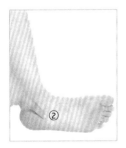

疗法之一

　　对压大肠反射区²，中等刺激，双耳交替进行，每次按压3~5分钟，7~10日为1个疗程。

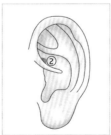

疗法之二

　　直压三焦反射区¹，中等刺激，双耳交替进行，每次按压5~10分钟，7~10日为1个疗程。

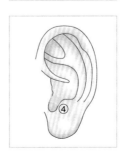

肾气虚弱等引起

尿频

尿频是指小便频数，是一种常见的泌尿系统疾病。患者通常在夜间小便超过3次以上，白天小便超过5次以上，比正常情况下的次数明显增多。慢性肾炎、慢性肾盂肾炎、膀胱炎等均可引起尿频。

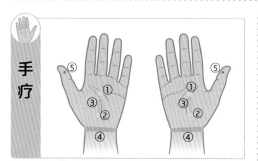

手疗

主穴：肾①、膀胱②、输尿管③、尿道④反射区
配穴：垂体⑤反射区

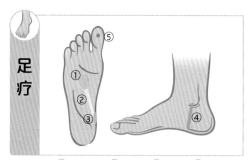

足疗

主穴：肾①、输尿管②、膀胱③、尿道④反射区
配穴：垂体⑤反射区

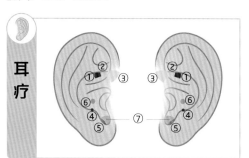

耳疗

主穴：肾①、膀胱②、尿道③、缘中④反射区
配穴：皮质下⑤、心⑥、内分泌⑦反射区

手疗反射区

肾反射区：
双手掌中央。

尿道反射区：
双手掌侧横纹中点两侧的带状区域。

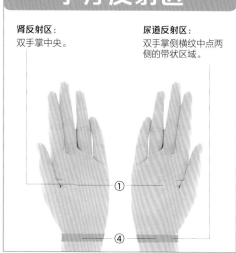

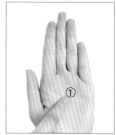

疗法之一

揉肾反射区①3~5分钟，每日按摩1次，10日为1个疗程。

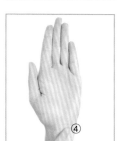

疗法之二

从中间向两侧推尿道反射区④3~5分钟，每日按摩1次，10日为1个疗程。

食疗补肾治尿频

　　生活中一些简单的食疗偏方有很好的补肾效果。将500克羊肉与50克黄芪炖汤食用；或者将适量香菇、红枣与冰糖加水蒸熟后早晚各服一次；也可将500克狗肉与50克黑豆一起煮汤食用。

足疗反射区

肾反射区：
双足底第2、第3跖骨近端，相当于前足底"人"字纹交叉顶点下方的凹陷处。

输尿管反射区：
自足底"人"字纹交叉顶点下方的凹陷处起，至足底内侧前缘前方凹陷处，呈一长形弧状的条带区域。

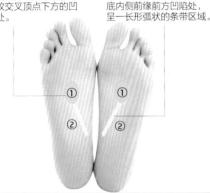

耳疗反射区

肾反射区：
对耳轮上、下角分叉处下方。

尿道反射区：
近耳甲腔的耳轮处。

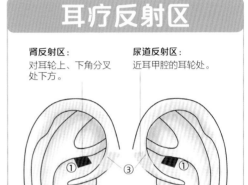

疗法之一

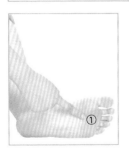

　　按肾反射区3～5分钟，以被按摩部位酸胀为度，每日1次，10日为1个疗程。

疗法之二

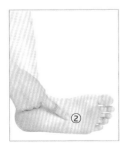

　　推输尿管反射区3～5分钟，每日1次，10日为1个疗程。

疗法之一

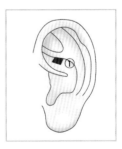

　　直压肾反射区3～5分钟，中等刺激，双耳交替进行，每日1次，10日为1个疗程。

疗法之二

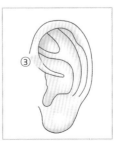

　　点压尿道反射区3～5分钟，中等刺激，双耳交替进行，每日1次，10日为1个疗程。

阴虚内热、脾胃积热引起

盗汗

盗汗是指以入睡后汗出异常、醒后汗泄即止为特征的一种疾病。部分患者会出现口干咽燥、心情烦躁、五心烦热、面颊红、头晕、消瘦、疲乏等症状。

手疗

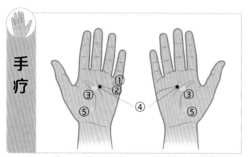

主穴：心①、脾②、肾③反射区，劳宫穴④
配穴：膀胱⑤反射区

足疗

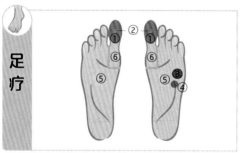

主穴：大脑①、垂体②、心③、脾④反射区
配穴：肾⑤、甲状腺⑥反射区

耳疗

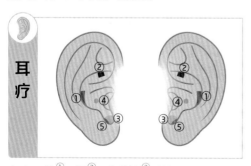

主穴：脾①、肾②、内分泌③反射区
配穴：心④、皮质下⑤反射区

手疗反射区

肾反射区：
双手掌中央。

脾反射区：
左手掌第4、第5掌骨间（中段远端）。

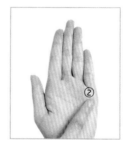

疗法之一

掐脾反射区②50~100次，每日按1次，10日为1个疗程。

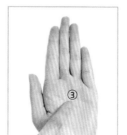

疗法之二

按肾反射区③50~100次，每日按1次，10日为1个疗程。

调治盗汗的食疗佳品

中医认为，富含维生素、无机盐、有机酸、糖类等的新鲜蔬菜和水果，如西瓜、梨子、橙子、苹果、丝瓜等，均有养阴生津的作用，为盗汗的食疗佳品。

足疗反射区

垂体反射区：
双足拇指底面中央。

脾反射区：
左足底第4、第5趾中间延长线与足底最宽部位水平线交点处的下方1~2横指处。

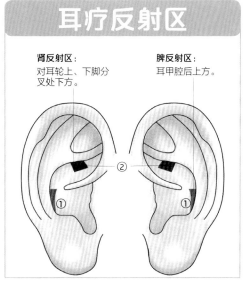

疗法之一

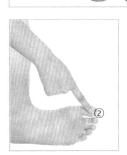

搓垂体反射区②50~100次，以被按摩部位酸胀为度。

疗法之二

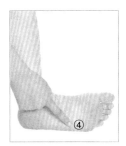

按脾反射区①50~100次，以被按摩部位酸胀为度。

耳疗反射区

肾反射区：
对耳轮上、下脚分叉处下方。

脾反射区：
耳甲腔后上方。

疗法之一

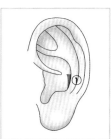

揉按脾反射区①3~5分钟，中等刺激，双耳交替进行，每日2次，10日为1个疗程。

疗法之二

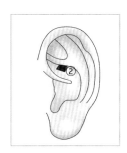

直压肾反射区②3~5分钟，中等刺激，双耳交替进行，每日2次，10日为1个疗程。

过量饮酒引起

宿醉

宿醉是因过量饮酒后导致的醉酒状态。患者常伴有疲劳、头痛、口渴、眩晕、呕吐、失眠、血压升高或降低等症状，有的还可能出现焦虑、易激动、过分敏感、抑郁等精神症状。

手疗

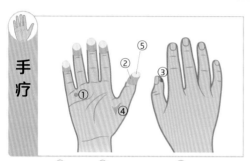

主穴：肝①、大脑②、小脑和脑干③反射区
配穴：胃④、额窦⑤反射区

足疗

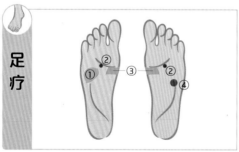

主穴：肝①反射区，涌泉穴②
配穴：胃③、脾④反射区

耳疗

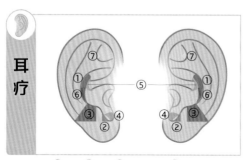

主穴：肝①、额②、枕③、内分泌④反射区
配穴：胃⑤、脾⑥、神门⑦反射区

手疗反射区

肝反射区：
右手掌侧及背侧，第4、第5掌骨体中点之间。

大脑反射区：
双手掌面，10指末节螺纹面均是。

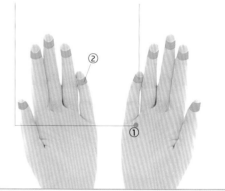

疗法之一

掐肝反射区①50~100次，每日1次。

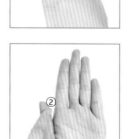

疗法之二

推按大脑反射区②50～100次，每日1次，还可以加上配穴。

酒后多睡觉、多饮水

　　宿醉之后，最好的恢复办法是睡觉。由于酒精会使人体内的细胞脱水，所以在睡觉前要大量补充水分，睡醒之后再补充一次水分。

足疗反射区及穴位

肝反射区：
右足底外侧，第4、第5跖骨之间。

涌泉穴：
双足底第2、第3趾趾横纹头端与足跟连线的前1/3和后2/3交点上。

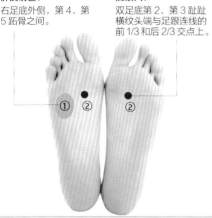

疗法之一

　　按肝反射区[1] 3~5分钟，可配脾、胃反射区。

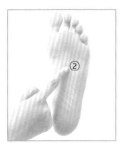

疗法之二

　　按涌泉穴[2] 1~3分钟，以被按摩部位酸胀为度，可加配大都、太白、公孙穴。

耳疗反射区

肝反射区：
耳甲艇的后下部。

枕反射区：
对耳屏外侧面的后上方。

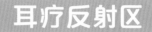
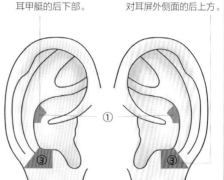

疗法之一

　　直压肝反射区[1] 3~5分钟，中等刺激，双耳交替进行。

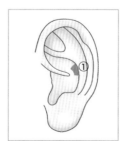

疗法之二

　　对压枕反射区[3] 3~5分钟，中等刺激，双耳交替进行。

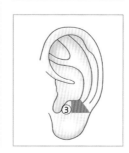

胃失和降、胃气上逆引起

呕吐

呕吐是一种常见症状，是指胃内容物或一部分小肠内容物通过食管逆流至口腔的一系列身体反应。持续的呕吐则会引起人体内水电解质紊乱，应及时就医，对症治疗。

手疗

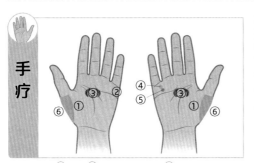

主穴：胃①、脾②、腹腔神经丛③反射区
配穴：肝④、胆⑤、胸腔呼吸器官⑥反射区

足疗

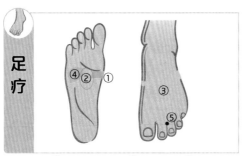

主穴：胃①、腹腔神经丛②、横膈膜③反射区
配穴：肝④反射区，内庭穴⑤

耳疗

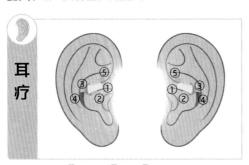

主穴：耳中①、贲门②、胃③反射区
配穴：脾④、小肠⑤反射区

手疗反射区

胃反射区：
双手掌第1掌骨体远端。

腹腔神经丛反射区：
双手掌侧第2、第3掌骨及第3、第4掌骨之间，手掌中央的两侧。

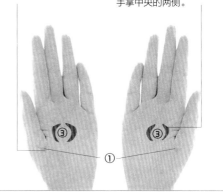

疗法之一

推胃反射区50~100次，每日1次，3~7日为1个疗程，若时间充足，还可以加上配穴。

疗法之二

揉腹腔神经丛反射区③50~100次，每日1次，3~7日为1个疗程。

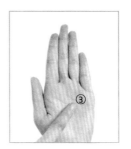

食疗调治呕吐

把生姜片、醋、红糖用沸水冲泡后饮用，能治寒邪呕吐；鲜羊奶煮沸饮用，能治阴虚呕吐；用白萝卜泥拌蜂蜜食用，健脾、和中、养胃，能治恶心呕吐。

足疗反射区

胃反射区：
双足底第1跖趾关节后方凹陷处，约中指一横指宽的区域。

腹腔神经丛反射区：
双足底中心，呈环状。

耳疗反射区

耳中反射区：
耳轮脚。

贲门反射区：
耳轮脚下方后1/3处。

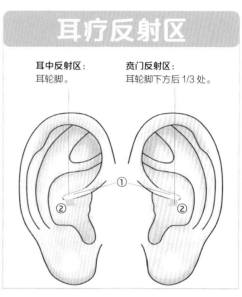

疗法之一

揉胃反射区3～5分钟，以被按摩部位酸胀为度。

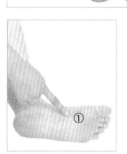

疗法之二

刮腹腔神经丛反射区3～5分钟，以被按摩部位酸胀为度。

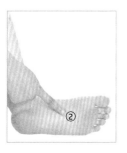

疗法之一

揉按耳中反射区3～5分钟，中等刺激，双耳交替进行。

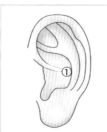

疗法之二

直压贲门反射区3～5分钟，中等刺激，双耳交替进行。

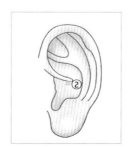

头痛

头痛是一种常见症状，发病原因有很多，例如心情紧张、过度使用电脑、肩酸等都会导致头痛。想要消除头痛，保持身心放松是关键。

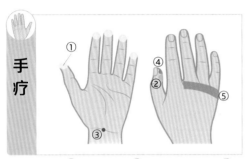

手疗

主穴：额窦①、三叉神经②反射区，大陵穴③
配穴：小脑和脑干④、内耳迷路⑤反射区

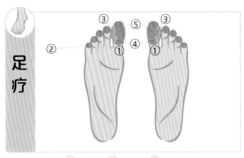

足疗

主穴：大脑①、额窦②、颞叶③反射区
配穴：小脑和脑干④、垂体⑤反射区

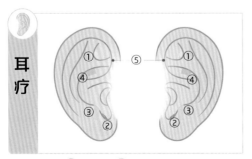

耳疗

主穴：神门①、皮质下②反射区
配穴：颞③、胆④、交感⑤反射区

手疗反射区及穴位

额窦反射区：
双手掌面，10指顶端约1厘米的范围内。

大陵穴：
腕掌横纹的中点处，当掌长肌腱与桡侧腕屈肌腱之间。

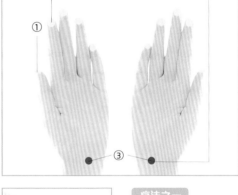

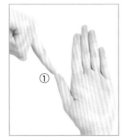

疗法之一

掐按额窦反射区①约3分钟，头痛症状即可逐渐消失。

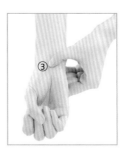

疗法之二

压揉大陵穴③，用针状牙签或发夹的尖锐部位刺激穴位并反复进行几次，头痛症状就会逐渐消失。

合理饮食防头痛

　　合理的饮食有助于调理并治疗各种头痛。荷叶与粳米熬粥食用，能改善湿邪头痛；葱白、生姜与粳米熬粥食用，能缓解风寒头痛；木耳与冰糖一起炖烂食用，能缓解血虚头痛。

足疗反射区

大脑反射区：
双足拇趾趾腹全部，左半球大脑的反射区在右足底，右半球大脑的反射区在左足底。

额窦反射区：
双足 10 趾的顶端约 1 厘米的区域。

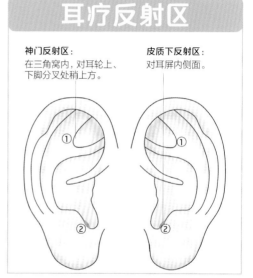

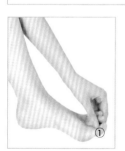

疗法之一

　　按压大脑反射区①，从下到上进行滑动刺激，时间为 3 分钟左右。

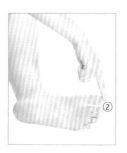

疗法之二

　　掐按额窦反射区②，以及第 2 趾和第 3 趾的连接部，时间为 3 分钟左右。

耳疗反射区

神门反射区：
在三角窝内，对耳轮上、下脚分叉处稍上方。

皮质下反射区：
对耳屏内侧面。

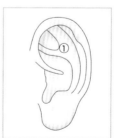

疗法之一

　　直压神门反射区①3 ~ 5 分钟，中等刺激，每日 2 ~ 3 次，每次取 1 侧，双耳交替进行。

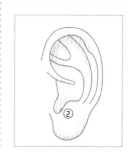

疗法之二

　　点压皮质下反射区②3 ~ 5 分钟，中等刺激，每日 2 ~ 3 次，每次取 1 侧，双耳交替进行。

肝阳上亢、气郁化火引起

眩晕

眩晕是指患者感到周围物体旋转或者患者本身在旋转，产生起伏波动感、不稳感、摇摆感、头重脚轻感等，分旋转性眩晕和一般性眩晕两类。

手疗

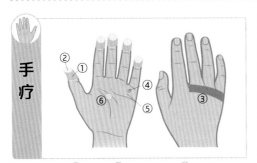

主穴：大脑①、额窦②、内耳迷路③反射区

配穴：心④、脾⑤、肾⑥反射区

足疗

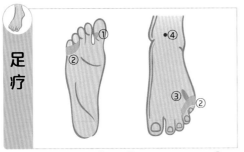

主穴：小脑和脑干①、耳②反射区，解溪穴④

配穴：内耳迷路③反射区

耳疗

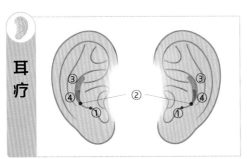

主穴：缘中①、脑干②、肝③反射区

配穴：脾④反射区

手疗反射区

额窦反射区：
双手掌面，10指顶端约1厘米的范围内。

内耳迷路反射区：
双手背侧，第3、第4、第5掌指关节之间，第3、第4、第5指根结合部。

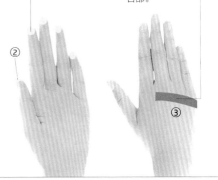

疗法之一

按额窦反射区②50~100次，每日1次，5~7日为1个疗程。

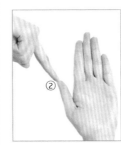

疗法之二

揉内耳迷路反射区③50~100次，每日1次，5~7日为1个疗程。

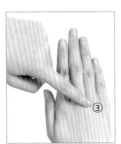

对症调养防眩晕

眩晕的病因很多，对症调养很重要。颈椎病所引起的眩晕，要避免长时间低头，注意颈部保暖，睡眠要选用合适的枕头；高血压、动脉硬化所引起的眩晕，需要控制血压和血脂。

足疗反射区

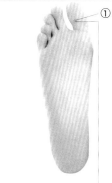

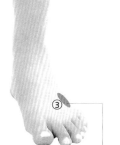

小脑和脑干反射区：
双足拇指指腹根部，靠近第 2 趾骨处。左半球小脑和脑干反射区在右足底，右半球相反。

内耳迷路反射区：
双足背第 4、第 5 跖骨之间的缝隙的前段。

耳疗反射区

肝反射区：
耳甲艇的后下部。

缘中反射区：
对屏尖与轮屏切迹之间。

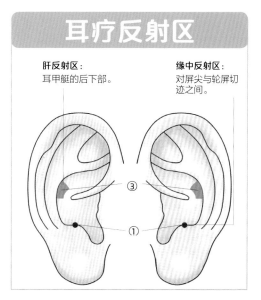

疗法之一

刮小脑和脑干反射区 50 ~ 100次，每日1次，以被按摩部位酸胀为度。

疗法之一

点压缘中反射区 3 ~ 5分钟，中等刺激，每次取1侧，双耳交替进行，可对症加配穴。

疗法之二

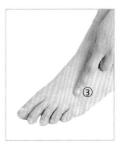

按内耳迷路反射区 50 ~ 100次，每日1次，可加上配穴。

疗法之二

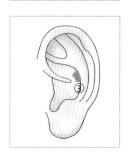

直压肝反射区 3 ~ 5分钟，中等刺激，每次取1侧，双耳交替进行，可对症加配穴。

心神失养、痰热内扰引起

失眠

失眠是一种长时间的睡眠质量令人不满意的状况。常表现为入睡困难、睡眠断断续续、过早醒来、醒来后不能继续入睡等。随着生活节奏加快,其发病率有上升趋势。

手疗

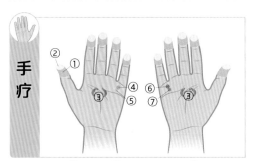

主穴:大脑①、额窦②、腹腔神经丛③反射区
配穴:心④、脾⑤、肝⑥、胆⑦反射区

足疗

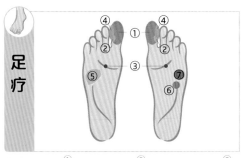

主穴:大脑①、小脑和脑干②反射区,涌泉穴③
配穴:三叉神经④、肝⑤、脾⑥、心⑦反射区

耳疗

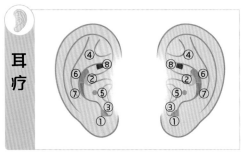

主穴:额①、胃②、皮质下③、神门④反射区
配穴:心⑤、肝⑥、脾⑦、肾⑧反射区

手疗反射区

额窦反射区:
双手掌面,10指顶端约1厘米的范围内。

腹腔神经丛反射区:
双手掌侧第2、第3掌骨及第3、第4掌骨之间,手掌中央的两侧。

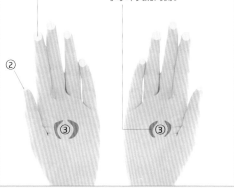

疗法之一

按额窦反射区②
50~100次,每日1次。

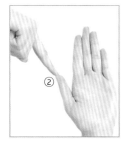

疗法之二

推腹腔神经丛反射区③50~100次,每日按摩1次,若时间充足,还可以加上配穴。

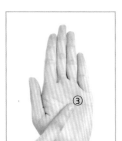

中药足浴助睡眠

　　中药足浴能促进人体血液循环，活血通络，消除疲劳，调节血压，提高睡眠质量。实际操作中，可以用远志、红花各9克，枣仁、磁石、龙骨、桃仁各15克煮水浴足。

足疗反射区及穴位

小脑和脑干反射区：
双足拇指指腹根部，靠近第2趾骨处。左半球小脑和脑干反射区在右足底，右半球相反。

涌泉穴：
双足底第2、第3趾趾横纹头端与足跟连线的前1/3和后2/3交点上。

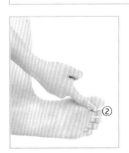

疗法之一

　　揉小脑和脑干反射区②3~5分钟，每日1次，以被按摩部位酸胀为度。

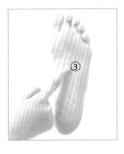

疗法之二

　　按涌泉穴③1~3分钟，每日1次，可加按配穴。

耳疗反射区

额反射区：
对耳屏外侧面的前下方。

皮质下反射区：
对耳屏内侧面。

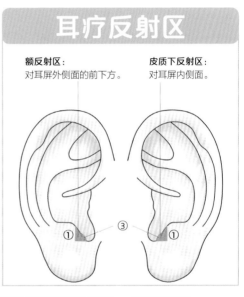

疗法之一

　　直压额反射区①3~5分钟，中等刺激，每次取1侧，双耳交替进行，10日为1个疗程。

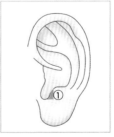

疗法之二

　　点压皮质下反射区③3~5分钟，中等刺激，每次取1侧，双耳交替进行，10日为1个疗程。

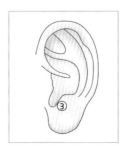

肝胆火旺、肾阴亏损引起

耳鸣

耳鸣是指自觉耳内有响声出现，主要是由外耳道异物、中耳炎、耳硬化症、耳蜗病变等耳部疾患，或者脑膜炎、高热、药物中毒等全身性疾病等引起的。

手疗

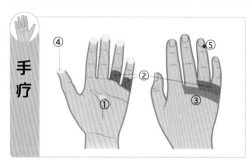

主穴：肾①、耳②、内耳迷路③反射区
配穴：额窦④反射区，关冲穴⑤

足疗

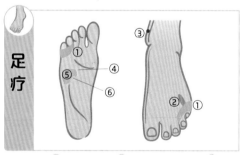

主穴：耳①、内耳迷路②反射区，太溪穴③
配穴：肾上腺④、肝⑤、胆⑥反射区

耳疗

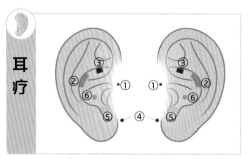

主穴：外耳①、肝②、肾③反射区，听宫穴④
配穴：三焦⑤、心⑥反射区

手疗反射区

肾反射区：
双手掌中央。

耳反射区：
双手手掌和手背的第4、第5指指根部。

疗法之一

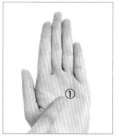

推肾反射区①，用大拇指从第2掌骨和第3掌骨间，由顶端向手腕推摩5~10分钟，每日2次。

疗法之二

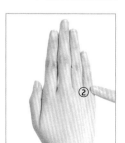

按耳反射区②5~10分钟，每日2次。

神奇保健操，有效治耳鸣

经常按摩耳朵有助于防治耳鸣，如捏耳郭、捏耳屏、拧耳朵。其中，捏耳郭是用双手掌面对耳郭先顺时针、后逆时针揉；捏耳屏是用拇指和食指不断挤压左右两耳的耳屏。

足疗反射区及穴位

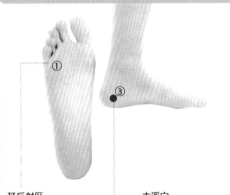

耳反射区：
双足第 4、第 5 趾（包括足底和足背两个位置）根部横纹区域。

太溪穴：
双足内侧，内踝后方与脚跟骨筋腱之间的凹陷处。

疗法之一

揉耳反射区 3~5分钟，每日1次。

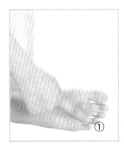

疗法之二

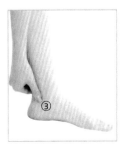

用手握住脚踝，用拇指指面顺时针方向按太溪穴 约2分钟，再逆时针方向按约2分钟，以局部有酸胀感为佳。

耳疗反射区及穴位

外耳反射区：
耳屏上切迹前方近耳轮部。

听宫穴：
面部，耳屏前，下颌骨髁状突的后方，张口时呈凹陷处。

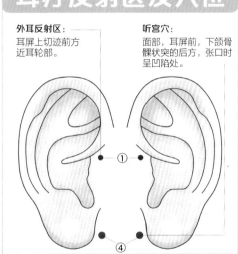

疗法之一

直压外耳反射区 3~5分钟，中等刺激，每日1次，双耳交替进行。

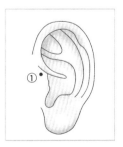

疗法之二

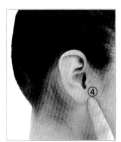

按揉两侧听宫穴，力度以感觉酸胀为佳，按揉时注意张开嘴，每穴按揉1分钟。

牙痛

牙痛是指因各种原因引起的牙齿疼痛，是一种常见病症。其主要表现为牙龈红肿、遇冷热刺激则痛、面颊部肿胀等，主要是由牙龈炎或者牙周炎、龋齿等原因引起的。

手疗

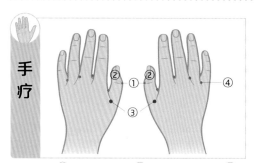

主穴：舌①、上颌和下颌②反射区，合谷穴③
配穴：头颈淋巴结④反射区

足疗

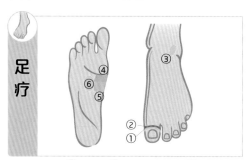

主穴：上颌①、下颌②、上身淋巴结③反射区
配穴：胃④、十二指肠⑤、肾⑥反射区

耳疗

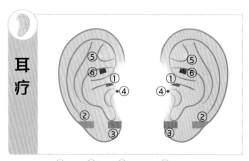

主穴：口①、颌②、牙③、屏尖④反射区
配穴：神门⑤、肾⑥反射区

手疗反射区及穴位

上颌和下颌反射区：
双手拇指背侧，拇指指间关节横纹与上下最近皱纹之间的带状区域。

合谷穴：
在手背，第1、第2掌骨间，第2掌骨桡侧的中点处。

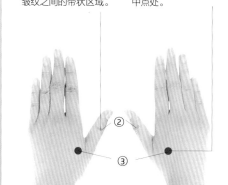

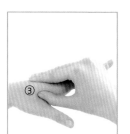

疗法之一

按上颌和下颌反射区②50~100下，每日1次，3~5日为1个疗程。

疗法之二

掐合谷穴③500下，每日1次，3~5日为1个疗程。

缓解牙痛小窍门

　　牙痛时，把一片生姜咬在牙痛部位，有助于缓解牙痛。这是因为生姜有消炎止痛的作用。此外，还可以取适量牙膏涂抹在牙痛部位。

足疗反射区

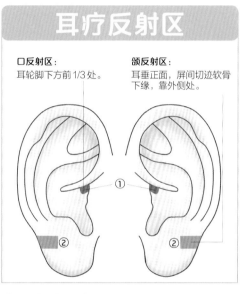

上颌反射区：
双足拇趾间关节的远侧，趾甲根至拇趾趾间关节横纹趾间近 1/2 的带状区域。

上身淋巴结反射区：
双足外踝前下方的凹陷中央。

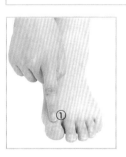

疗法之一

　　按上颌反射区3~5分钟，以被按摩部位酸胀为度。

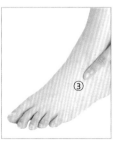

疗法之二

　　点上身淋巴结反射区5分钟，以被按摩部位酸胀为度。

耳疗反射区

口反射区：
耳轮脚下方前 1/3 处。

颌反射区：
耳垂正面，屏间切迹软骨下缘，靠外侧处。

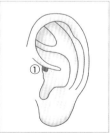

疗法之一

　　掐口反射区3~5分钟，中等刺激，双耳交替进行，每日2次，3~5日为1个疗程。

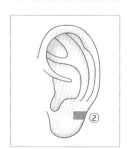

疗法之二

　　揉颌反射区3~5分钟，中等刺激，双耳交替进行，每日2次，3~5日为1个疗程。

失血过多、血气不足引起

贫血

贫血是指人体外周血红细胞容量减少，低于正常范围下限的一种常见症状。其主要表现为皮肤苍白、头昏、耳鸣、头痛、失眠、多梦、记忆力减退、注意力不集中。

手疗

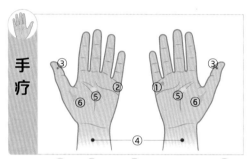

主穴：肝①、脾②、垂体③反射区，内关穴④
配穴：肾⑤、胃⑥反射区

足疗

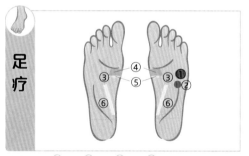

主穴：心①、脾②、肾③、胃④反射区
配穴：胰⑤、输尿管⑥反射区

耳疗

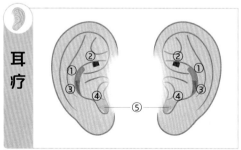

主穴：肝①、肾②、脾③、三焦④反射区
配穴：内分泌⑤反射区

手疗反射区

脾反射区：
左手掌第4、第5掌骨间（中段远端）。

肝反射区：
右手掌侧及背侧，第4、第5掌骨体中点之间。

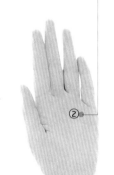

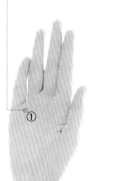

疗法之一

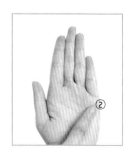

按肝反射区①3~5分钟，每日按摩1次，7日为1个疗程。

疗法之二

按脾反射区②3~5分钟，每日按摩1次，7日为1个疗程。

多补铁，防贫血

贫血患者要适当补充维生素C，因为维生素C能促进食物中的铁元素被人体吸收；还可多吃绿色蔬菜和含铁量高的食物，如鸡蛋黄、牛肉、肝、肾、海带、豆类等食物。

足疗反射区

胃反射区：
双足底第1跖趾关节后方凹陷处，约中指一横指宽的区域。

心反射区：
在足底第4、第5趾中间延长线与足底最宽部位水平线交点处。

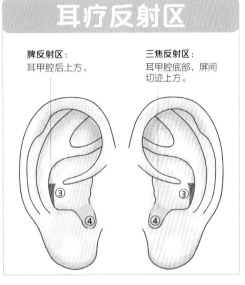

耳疗反射区

脾反射区：
耳甲腔后上方。

三焦反射区：
耳甲腔底部，屏间切迹上方。

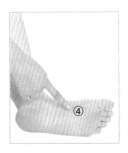

疗法之一

揉心反射区3～5分钟，以被按摩部位酸胀为度，每日1次，7日为1个疗程。

疗法之二

按胃反射区3～5分钟，每日1次，7日为1个疗程。

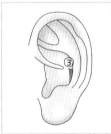

疗法之一

直压脾反射区3～5分钟，中等刺激，双耳交替进行，每日1次，7日为1个疗程。

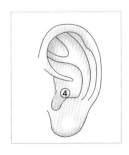

疗法之二

对压三焦反射区3～5分钟，中等刺激，双耳交替进行，每日1次，7日为1个疗程。

脾胃虚弱、肝阳上亢引起

晕车、晕船

晕车、晕船属于前庭神经系统受到颠簸、摇晃等运动型刺激引发的疾病。其主要表现为在乘坐火车、汽车、轮船或飞机途中出现头晕，自觉身体及周围景物旋转或摇晃，还伴有恶心、呕吐等症状。

手疗

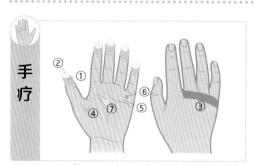

主穴：大脑①、额窦②、内耳迷路③反射区
配穴：胃④、脾⑤、心⑥、肾⑦反射区

足疗

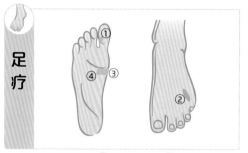

主穴：小脑和脑干①、内耳迷路②反射区
配穴：胃③、肾④反射区

耳疗

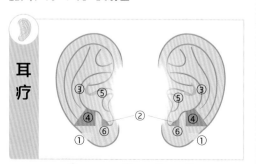

主穴：内耳①、皮质下②、胃③、枕④反射区
配穴：贲门⑤、额⑥反射区

手疗反射区

额窦反射区：
双手掌面，10指顶端约1厘米的范围内。

内耳迷路反射区：
双手背侧，第3、第4、第5掌指关节之间，第3、第4、第5指根结合部。

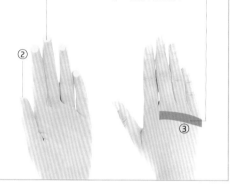

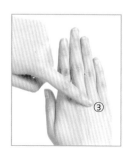

疗法之一

揉额窦反射区②3~5分钟，每日按摩1次，10日为1个疗程。若时间充足，还可以加上配穴。

疗法之二

按内耳迷路反射区③3~5分钟，每日按摩1次，10日为1个疗程。

避免摇晃防晕车

在车船上，最好选择相对平稳、与行驶方向一致、空气流通的前座，可以闭目养神或睡觉，避免头部过度摆动。另外，把生姜片贴在肚脐或手腕内关穴上，能有效预防晕车。

足疗反射区

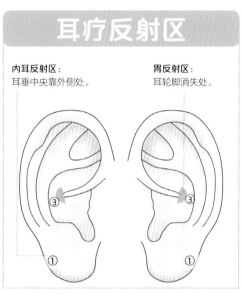

小脑和脑干反射区：
双足拇指指腹根部，靠近第2趾骨处。左半球小脑和脑干反射区在右足底，右半球相反。

内耳迷路反射区：
双足背第4、第5跖骨之间的缝隙的前段。

耳疗反射区

内耳反射区：
耳垂中央靠外侧处。

胃反射区：
耳轮脚消失处。

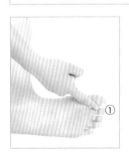

疗法之一

揉小脑和脑干反射区 3~5分钟，以被按摩部位酸胀为度。

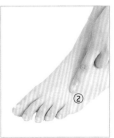

疗法之二

揉内耳迷路反射区 3~5分钟，以被按摩部位酸胀为度。

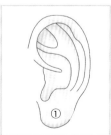

疗法之一

对压内耳反射区 3~5分钟，中等刺激，双耳交替进行，每日1次，10日为1个疗程。

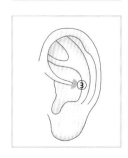

疗法之二

直压胃反射区 3~5分钟，中等刺激，双耳交替进行，每日1次，10日为1个疗程。

Column

进行手足耳按摩之后

通过刺激手部、足部、耳部的反射区和穴位，能对人体产生什么样神奇的效果呢？

增强人体自然治愈力

在医学上，人体自身具备由病态恢复到健康状态的能力，被称为人体的自然治愈力。

通过刺激手部、足部以及耳部穴位，能促进人体血液循环，加快新陈代谢的速度，使人身体中的废弃物和有害物质排出体外，从而增强人体自然治愈能力。而自然治愈能力对于预防疾病，恢复健康有非常重要的作用。

促进血液循环，排出体内垃圾

手部是人体的"外在大脑"，足部是人体的"第二心脏"，耳部是人体的"缩影"，通过刺激反射区和穴位，能促进手部、足部以及耳部发挥"泵"的作用，调节血液和淋巴系统功能，促进血液循环。

同时，手足耳按摩还能促进人体新陈代谢，使人体中的代谢产物顺利排出体外。在按摩过后很多人会觉得想要上厕所，这就是上述作用发挥效果的表现。

有助于调节心情

不少人有这样的经历：当身体感到疲惫或疼痛时，或者情绪低落时，只要把手放在相应的位置，人就会觉得舒服很多。进行手足耳按摩，手与相应部位接触，可使低落心情得到调节。

能有效解除应激反应

现代人面临着生活、工作、社会各方面的重重高压，如果不能应对应激反应，会导致身心面临重大病变。

要想在真正意义上解除应激反应，必须使身体和心灵得到彻底全面的放松。只有这样，人才能重新振作精神，投入到工作与生活中……手足耳按摩就是一个很好的途径，通过对手部、足部以及耳部进行适当力度的刺激，能促进身心的放松，消除身体疲劳症状。

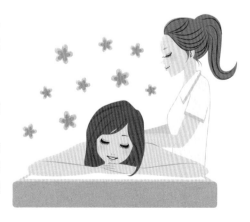

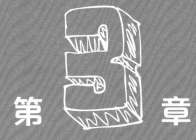

第 **3** 章

常见内科疾病的手足耳按摩法

本章将重点介绍常见内科疾病的手足耳按摩疗法，这些按摩疗法能让更多的人快速缓解症状，实现祛病强身的目标。只要找准穴位和反射区，采用正确的按摩方法，并持之以恒地坚持下去，就能赶走体内疾病，消除疾病造成的痛苦。

正气不足、寒热侵袭引起
感冒

感冒是一种很常见的内科疾病，冬季和春季的发病率最高。主要症状为鼻塞、流涕、咳嗽、头痛、恶寒、发热等，病程通常在5~10天左右。轻度感冒可以不治而愈，重感冒则必须治疗。

手疗

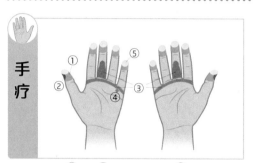

主穴：大脑①、鼻②、肺和支气管③反射区
配穴：心④、额窦⑤反射区

足疗

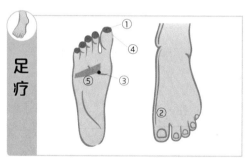

主穴：额窦①、扁桃体②反射区，涌泉穴③
配穴：鼻④、肺和支气管⑤反射区

耳疗

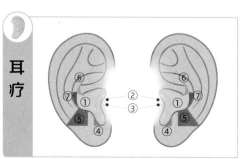

主穴：肺①、咽喉②、内鼻③反射区
配穴：额④、枕⑤、胃⑥、脾⑦反射区

手疗反射区

鼻反射区：
双手掌侧拇指末节指腹桡侧面的中部。

肺和支气管反射区：
肺反射区位于双手掌侧，横跨第2、第3、第4、第5掌骨，靠近掌指关节区域；支气管反射区位于中指第3节指骨，中指根部为反射敏感地带。

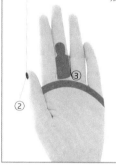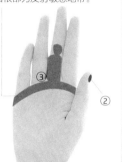

疗法之一

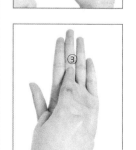

揉鼻反射区②50~100次，每日1~2次，3日为1个疗程。

疗法之二

按肺和支气管反射区③50~100次，每日1~2次，3日为1个疗程。

热水浴足防感冒

　　每天用热水泡脚并进行脚部按摩，能增强人体免疫力，帮助预防感冒。洗脚时，水温以40~50℃为宜，水量应淹没脚踝；在温水中浸泡5~10分钟后，再按摩脚心即可。

足疗反射区及穴位

额窦反射区：
双足 10 趾的顶端约 1厘米的区域。

涌泉穴：
双足底第 2、第 3 趾趾横纹头端与足跟连线的前 1/3 和后 2/3 交点上。

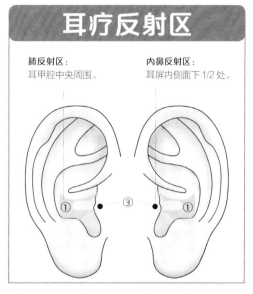

耳疗反射区

肺反射区：
耳甲腔中央周围。

内鼻反射区：
耳屏内侧面下 1/2 处。

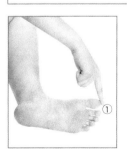

疗法之一

　　掐额窦反射区[1] 3~5分钟，以被按摩部位酸胀为度，每日1~2次，3日为1个疗程。

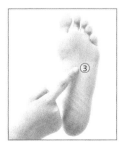

疗法之二

　　按涌泉穴[3] 3~5分钟，以被按摩部位酸胀为度，每日1~2次，3日为1个疗程。

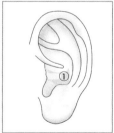

疗法之一

　　直压肺反射区[1] 3~5分钟，中等力度，双耳交替进行，每日2~3次，3日为1个疗程。

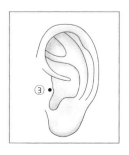

疗法之二

　　对压内鼻反射区[3] 3~5分钟，中等力度，双耳交替进行，每日2~3次，3日为1个疗程。

脾肺阳虚、食物过敏引起

哮喘

哮喘是一种常见的支气管过敏反应性疾病，通常会反复发作，主要特征是伴有哮鸣音的呼气性呼吸困难，重者还有张口抬肩、不能平卧、咳嗽吐痰等症状。

手疗

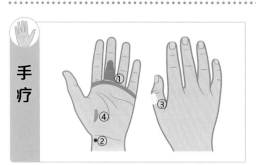

主穴：肺和支气管①反射区，太渊穴②
配穴：胸腔呼吸器官③、喉和气管④反射区

足疗

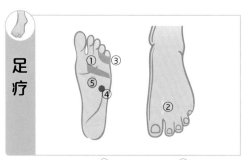

主穴：肺和支气管①、喉部和气管②反射区
配穴：鼻③、脾④、肾⑤反射区

耳疗

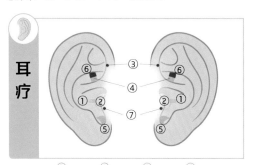

主穴：肺①、气管②、交感③、小肠④反射区
配穴：内分泌⑤、肾⑥、肾上腺⑦等反射区

手疗反射区及穴位

肺和支气管反射区：
肺反射区位于双手掌侧，横跨第2、第3、第4、第5掌骨，靠近掌指关节区域；支气管反射区位于中指第3节指骨，中指根部为反射敏感地带。

太渊穴：
在腕掌侧横纹桡侧端，桡动脉搏动处。

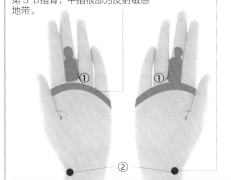

疗法之一

揉肺和支气管反射区①3~5分钟，每日1次，10日为1个疗程。

疗法之二

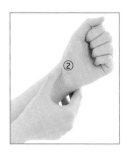

按太渊穴②3~5分钟，每日1次，10日为1个疗程。若时间充足，还可以加上配穴。

饮食有宜忌，方能防哮喘

哮喘患者的日常饮食要尽量多样化，满足人体对营养的需求，多吃瘦肉、动物肝脏、豆腐、豆浆及新鲜的蔬菜、水果；忌食肥腻油荤和海腥食物，如鱼虾、肥肉等，以免助湿生痰。

足疗反射区

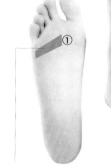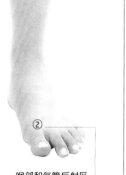

肺和支气管反射区：
双足底前部约一横指宽的带状区域，左肺在右足底，右肺在左足底。

喉部和气管反射区：
咽喉反射区在足背第1跖趾关节外上方，气管反射区在第1跖骨基底外侧。

疗法之一

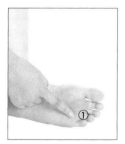

推肺和支气管反射区[1] 3~5分钟，以被按摩部位酸胀为度，每日1次，10日为1个疗程。

疗法之二

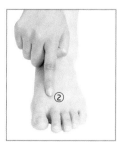

按喉部和气管反射区[2] 3~5分钟，每日1次，10日为1个疗程。

耳疗反射区

肺反射区：耳甲腔中央周围。　**气管反射区：**在耳甲腔内，外耳道与耳甲腔中央之间。

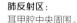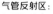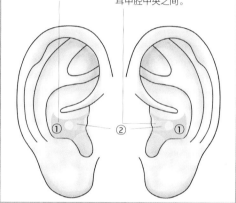

疗法之一

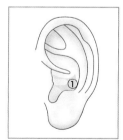

直压肺反射区[1] 3~5分钟，中等刺激，双耳交替进行，每日1次，10日1个疗程。

疗法之二

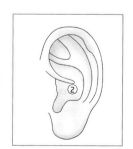

对压气管反射区[2] 3~5分钟，中等刺激，双耳交替进行，每日1次，10日为1个疗程。

慢性支气管炎

肺气不足、痰湿内盛引起

慢性支气管炎是指气管、支气管黏膜及其周围组织的慢性非特异性炎症，主要特征是咳嗽、咳痰并伴喘息。每年连续发作3个月，连续2年或2年以上，且不断加重，后期继发肺气肿、肺源性心脏病。

手疗

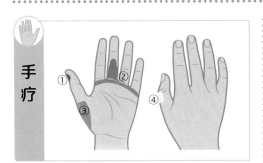

主穴：鼻①、肺和支气管②反射区
配穴：胸腔呼吸器官③、喉和气管④反射区

足疗

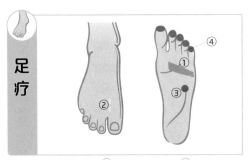

主穴：肺和支气管①、喉部和气管②反射区
配穴：脾③、额窦④反射区

耳疗

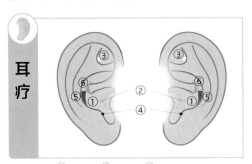

主穴：肺①、气管②、神门③反射区
配穴：对屏尖④、脾⑤、胃⑥反射区

手疗反射区

鼻反射区：
双手掌侧拇指末节指腹桡侧面的中部。

肺和支气管反射区：
肺反射区位于双手掌侧，横跨第2、第3、第4、第5掌骨，靠近掌指关节区域；支气管反射区位于中指第3节指骨，中指根部为反射敏感地带。

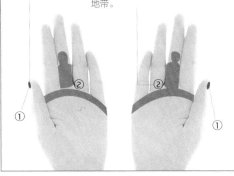

疗法之一

揉鼻反射区①3~5分钟，每日按摩1次，10日为1个疗程。若时间充足，还可以加上配穴。

疗法之二

摩肺和支气管反射区②3~5分钟，每日按摩1次，10日为1个疗程。

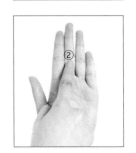

综合调理稳病情

患者宜坚持锻炼身体，增强体质，积极预防感冒，并且要戒烟戒酒，多吃梨、枇杷、百合、莲子、银耳、核桃、蜂蜜等有健脾理气、益肺补肾功效的食物。

足疗反射区

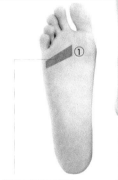
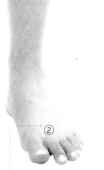

肺和支气管反射区：
双足底前部约一横指宽的带状区域，左肺在右足底，右肺在左足底。

喉部和气管反射区：
喉部反射区在足背第1跖趾关节外上方，气管反射区在第1跖骨基底外侧。

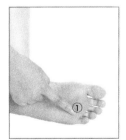

疗法之一

刮肺和支气管反射区[1]3~5分钟，以被按摩部位酸胀为度，每日1次，10日为1个疗程。

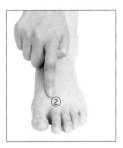

疗法之二

揉喉部和气管反射区[2]3~5分钟，每日1次，10日为1个疗程。

耳疗反射区

肺反射区：
耳甲腔中央周围。

气管反射区：
在耳甲腔内，外耳道与耳甲腔中央之间。

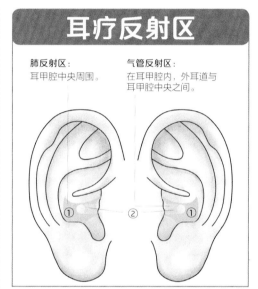

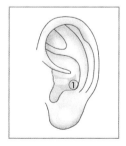

疗法之一

直压肺反射区[1]3~5分钟，中等刺激，双耳交替进行，每日1次，10日为1个疗程。如有时间，可加上配穴。

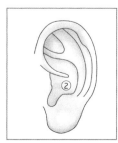

疗法之二

点压气管反射区[2]3~5分钟，中等刺激，双耳交替进行，每日1次，10日为1个疗程。

情志内伤等引起

神经衰弱

神经衰弱是指大脑在长期的紧张和压力下，导致大脑皮层兴奋和抑制功能平衡失调，使精神活动能力减弱，主要症状为神疲、记忆力减退、神经过敏、易怒、多疑、焦虑、忧郁、失眠、多梦等。

手疗

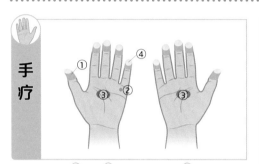

主穴：大脑①、心②、腹腔神经丛③反射区
配穴：额窦④反射区

足疗

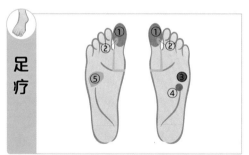

主穴：大脑①、小脑和脑干②、心③反射区
配穴：脾④、肝⑤反射区

耳疗

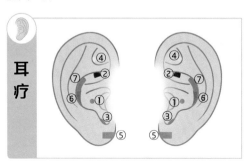

主穴：心①、肾②、皮质下③、神门④反射区
配穴：垂前⑤、脾⑥、肝⑦反射区

手疗反射区

大脑反射区：
双手掌面，10指末节螺纹面均是。

腹腔神经丛反射区：
双手掌侧第2、第3掌骨及第3、第4掌骨之间，手掌中央的两侧。

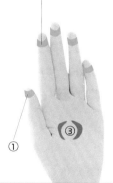

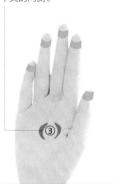

疗法之一

揉大脑反射区①3~5分钟，以被按摩部位酸胀为度，每日1次，10日为1个疗程。

疗法之二

推腹腔神经丛反射区③3~5分钟，以被按摩部位酸胀为度，每日1次，10日为1个疗程。

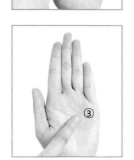

拥抱大自然，告别神经衰弱

经常置身于风景宜人、空气新鲜的大自然中，有助于调节人体自主神经，改善大脑皮层功能，对神经衰弱具有很好的防治作用。

足疗反射区

小脑和脑干反射区：
双足拇指指腹根部，靠近第 2 趾骨处。左半球小脑和脑干反射区在右足底，右半球相反。

心反射区：
左足底第 4、第 5 跖骨中段的凹陷中，在肺和支气管反射区的下方。

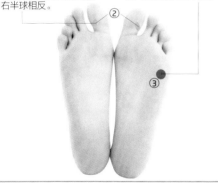

疗法之一

揉小脑和脑干反射区[2]3～5分钟，以被按摩部位酸胀为度，每日1次，10日为1个疗程。

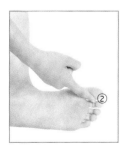

疗法之二

按心反射区[3]3~5分钟，每日1次，10日为1个疗程。

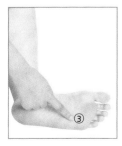

耳疗反射区

心反射区：
耳甲腔中央。

神门反射区：
在三角窝内，对耳轮上、下脚分叉处稍上方。

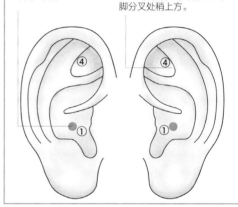

疗法之一

直压心反射区[1]3～5分钟，中等刺激，双耳交替进行，每日1次，10日为1个疗程。

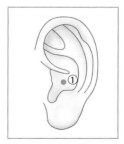

疗法之二

直压神门反射区[1]3～5分钟，中等刺激，双耳交替进行，每日1次，10日为1个疗程。

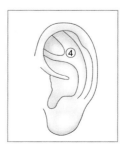

心血不足、阴虚火旺所致

心律失常

心律失常是指由于各种原因导致心脏的搏动频率与节律等发生失常，主要表现为自觉心慌、气短、胸前区不适，有的患者还伴随头晕、恶心、面色苍白、出冷汗等症状。

手疗

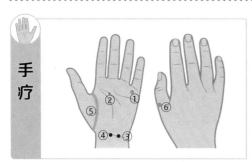

主穴：心①、肾上腺②反射区，神门③、大陵穴④
配穴：甲状腺⑤、甲状旁腺⑥反射区

足疗

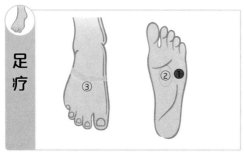

主穴：心①、腹腔神经丛②反射区
配穴：横膈膜③反射区

耳疗

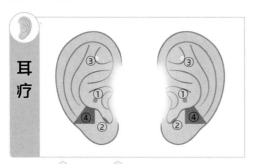

主穴：心①、皮质下②反射区
配穴：神门③、枕④反射区

手疗反射区及穴位

心反射区：
左手尺侧，手掌第4、第5掌骨之间，近掌骨头处。

大陵穴：
腕掌横纹的中点处，当掌长肌腱与桡侧腕屈肌腱之间。

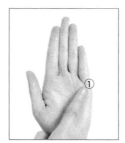

疗法之一

按压心反射区①50~100次，每日1次，10日为1个疗程。

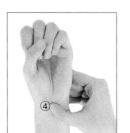

疗法之二

按摩大陵穴④50~100次，每日1次，10日为1个疗程。

好心情让你拥有一颗好心脏

　　放松精神，尽量保持一颗宽容平和的心；拥有稳定平和的情绪，不过度紧张；避免从事紧张的工作，都有助于维护心脏健康，预防心律失常。

足疗反射区

腹腔神经丛反射区：
双足底中心，呈环状。

心反射区：
左足底第4、第5趾中间延长线与足底最宽部位水平线交点处。

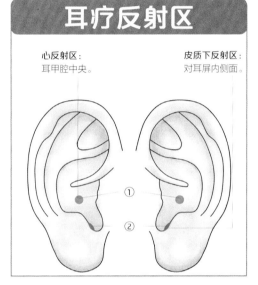

疗法之一

　　揉心反射区[1]3分钟，以被按摩部位酸胀为度。

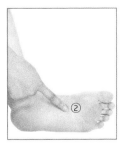

疗法之二

　　按腹腔神经丛反射区[2]3~5分钟，以被按摩部位酸胀为宜。

耳疗反射区

心反射区：
耳甲腔中央。

皮质下反射区：
对耳屏内侧面。

疗法之一

　　点压心反射区[1]，中等刺激，每次取1侧，每次按压3~5分钟，每日1~2次，10日为1个疗程。

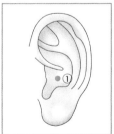

疗法之二

　　直压皮质下反射区[2]，中等刺激，每次按压3~5分钟，每日1~2次，10日为1个疗程。

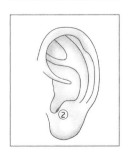

三叉神经痛

三叉神经痛是指面部三叉神经分布区内出现短暂性、反复发作的剧烈疼痛，一般呈刀割、电击、烧灼、针刺样，突然发作，也会突然停止，有原发性和继发性之分。

手疗

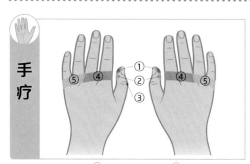

主穴：三叉神经①、小脑和脑干②反射区
配穴：口腔③、眼④、耳⑤反射区

足疗

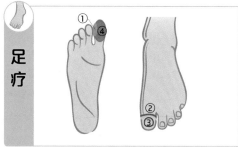

主穴：三叉神经①、下颌②、上颌③反射区
配穴：大脑④反射区

耳疗

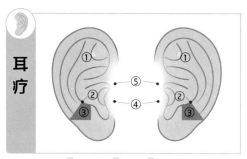

主穴：神门①、脑干②、枕③反射区
配穴：外鼻④、外耳⑤反射区

手疗反射区

三叉神经反射区：
双手掌面，拇指指腹尺侧缘远端，即第1指骨远节指骨中上部尺侧缘。

小脑和脑干反射区：
双手掌侧，拇指指腹侧面，即第1指骨远节指骨体中下部尺侧缘。

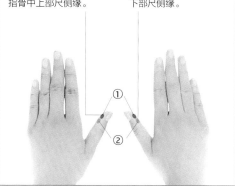

疗法之一

揉三叉神经反射区①50~100次，每日1~2次，10日为1个疗程。

疗法之二

掐小脑和脑干反射区②50~100次，每日按摩1~2次，10日为1个疗程。

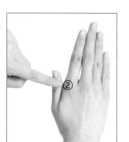

日常保健防发作

在日常生活中，饮食宜清淡，尽量进食柔软、易嚼的食物；吃饭、漱口、说话、刷牙、洗脸的动作尽量轻柔；同时要注意头、面部的保暖，避免受寒。

足疗反射区

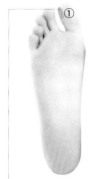
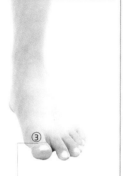

三叉神经反射区：
双足拇趾近第 2 趾的一侧。左侧三叉神经反射区在右足底，右侧相反。

上颌反射区：
双足拇趾间关节的远侧，趾甲根至拇趾间关节横纹趾间近 1/2 的带状区域。

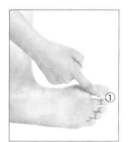

疗法之一

揉三叉神经反射区[1] 5分钟，以被按摩部位酸胀为度。

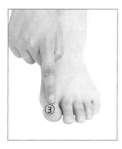

疗法之二

推上颌反射区[3] 3分钟，以被按摩部位酸胀为度。

耳疗反射区

神门反射区：
在三角窝内，对耳轮上、下脚分叉处稍上方。

枕反射区：
对耳屏外侧面的后上方。

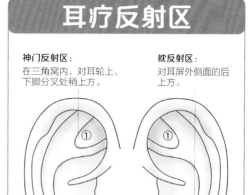

疗法之一

直压神门反射区[1] 3～5分钟，中等刺激，10次为1个疗程。

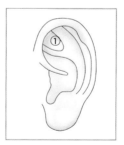

疗法之二

对压枕反射区[3] 3～5分钟，中等刺激，10日为1个疗程。

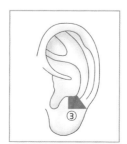

情志失调、饮食不节引起

高血压

高血压是指动脉血压过高，是最常见的慢性病之一。临床上一般以舒张压来衡量，并把舒张压高于90～110mmHg称为轻中度高血压。高血压的常见症状有头晕、心悸、视物模糊、眼底出血等。

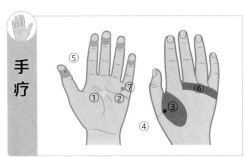

手疗

主穴：大脑①、脾②、血压③反射区，合谷穴④
配穴：垂体⑤、内耳迷路⑥、心⑦反射区

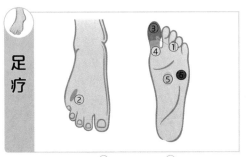

足疗

主穴：小脑和脑干①、内耳迷路②反射区
配穴：大脑③、颈项④、肾⑤、心⑥反射区

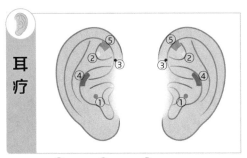

耳疗

主穴：心①、神门②、交感③反射区
配穴：肝④、枕、角窝上⑤反射区

手疗反射区及穴位

血压反射区：
手背部，由第1掌骨、第2掌骨所围的区域，及食指近节指骨近端的1/2桡侧。

合谷穴：
在手背，第1、第2掌骨间，第2掌骨桡侧的中点处。

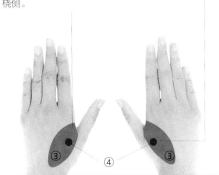

疗法之一

揉血压反射区③3～5分钟，每日1次，10日为1个疗程。

疗法之二

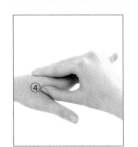

掐合谷穴④5分钟，每日1次，10日为1个疗程。

好心情有助于降血压

　　高血压是一种心身疾病，任何精神刺激都能使血压升高。所以要保持心情愉快舒畅，尽量减少情绪波动。此外，要合理休息，尤其老年高血压患者更要避免过度劳累。

足疗反射区

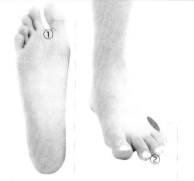

小脑和脑干反射区：
双足拇指指腹根部，靠近第2趾骨处。左半球小脑和脑干反射区在右足底，右半球相反。

内耳迷路反射区：
双足背第4、第5跖骨之间的缝隙的前段。

疗法之一

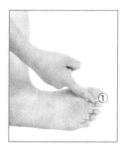

　　刮小脑和脑干反射区[1]3~5分钟，以被按摩部位酸胀为度，每日1次，10日为1个疗程。

疗法之二

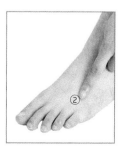

　　按内耳迷路反射区[2]3~5分钟，以被按摩部位酸胀为度，每日1次，10日为1个疗程。

耳疗反射区

心反射区：
耳甲腔中央。

神门反射区：
在三角窝内，对耳轮上、下脚分叉处稍上方。

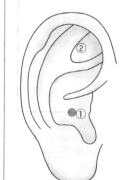
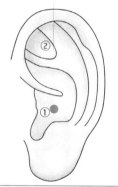

疗法之一

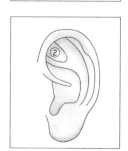

　　直压心反射区[1]3~5分钟，中等刺激，双耳交替进行，每日1次，10日为1个疗程。

疗法之二

　　点压神门反射区[2]3~5分钟，中等刺激，双耳交替进行，每日1次，10日为1个疗程。

气虚阳虚、心脑失养引起

低血压

低血压，是指动脉血压低于正常状态，通常将收缩压低于90mmHg，舒张压低于60mmHg称为低血压。其主要症状有头晕、头痛、乏力、记忆力减退、心悸、胸闷等。

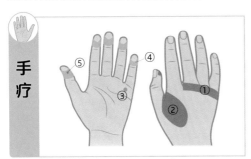

手疗

主穴：内耳迷路①、血压②、心③反射区
配穴：大脑④、垂体⑤反射区

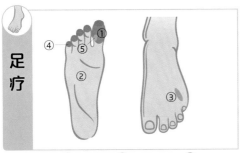

足疗

主穴：大脑①、肾上腺②、内耳迷路③反射区
配穴：额窦④、小脑和脑干⑤反射区

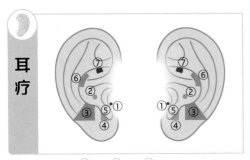

耳疗

主穴：肾上腺①、心②、枕③反射区
配穴：额④、皮质下⑤、肝⑥、肾⑦反射区

手疗反射区

内耳迷路反射区：
双手背侧，第3、第4、第5掌指关节之间，第3、第4、第5指根结合部。

血压反射区：
手背部，由第1掌骨、第2掌骨所包围的区域，及食指近节指骨近端的1/2桡侧。

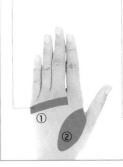

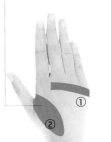

疗法之一

推内耳迷路反射区①3~5分钟，每日1次，10日为1个疗程。

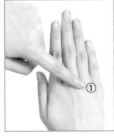

疗法之二

按血压反射区②3~5分钟，每日1次，10日为1个疗程。

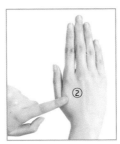

低血压，预防是关键

低血压患者在日常生活中要多运动，增强体质，提高抵抗力；并且要加强营养，保证体内摄入充足的营养。另外，每天早晨喝一杯淡盐水，能补充血容量，防止血压下降。

足疗反射区

大脑反射区：
双足拇趾趾腹全部，左半球大脑的反射区在右足底，右半球大脑的反射区在左足底。

肾上腺反射区：
双足底第2、第3跖骨之间，足底"人"字形交叉点后方凹陷处。

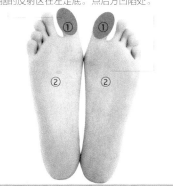

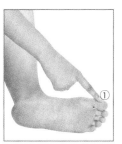

疗法之一

揉大脑反射区[1] 3~5分钟，以被按摩部位酸胀为度，每日1次，10日为1个疗程。

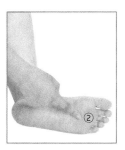

疗法之二

按肾上腺反射区[2] 3~5分钟，以被按摩部位酸胀为度，每日1次，10日为1个疗程。

耳疗反射区

肾上腺反射区：
耳屏下部隆起的尖端。

心反射区：
耳甲腔中央。

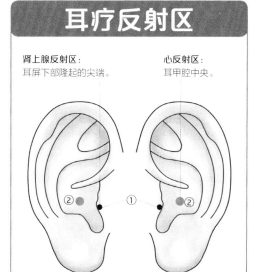

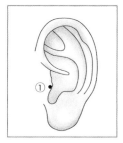

疗法之一

直压肾上腺反射区[1] 3~5分钟，中度或者轻度刺激，双耳交替进行，每日1次，10日为1个疗程。

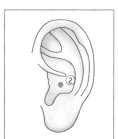

疗法之二

直压心反射区[2] 3~5分钟，中度或者轻度刺激，双耳交替进行，每日1次，10日为1个疗程。

脂肪代谢紊乱等引起
高脂血症

高脂血症主要是由于人体内脂肪代谢异常或运转异常，致使血浆中胆固醇、甘油三酯等高于正常水平，属于一种全身性疾病，可能诱发动脉硬化、冠心病、脂肪肝、胰腺炎等其他严重疾病。

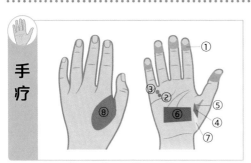

手疗

主穴：大脑①、胆②、肝③、胰④反射区
配穴：胃⑤、小肠⑥、十二指肠⑦、血压⑧反射区

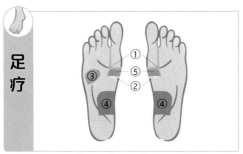

足疗

主穴：甲状腺①、胰②、肝③、小肠④反射区
配穴：胃⑤反射区

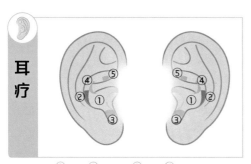

耳疗

主穴：肺①、脾②、三焦③、胃④反射区
配穴：小肠⑤反射区

手疗反射区

胰反射区：
双手掌侧，第1掌骨体中段。

胆反射区：
右手掌侧及背侧，第4、第5掌骨之间。

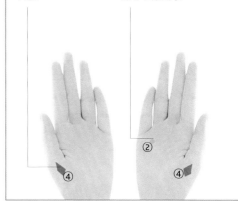

疗法之一

揉胆反射区②3～5分钟，每日按摩1次，10日为1个疗程。

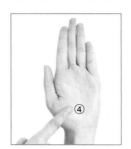

疗法之二

揉胰反射区④3～5分钟，每日按摩1次，10日为1个疗程。

合理饮食降血脂

　　进食高胆固醇食物及富含饱和脂肪酸的食物，会增加人体胆固醇的合成，使血脂升高。所以，像肉食、蛋、动物内脏等富含胆固醇和饱和脂肪酸的食物不宜多食。

足疗反射区

甲状腺反射区：
双足底，起于第1跖趾关节后方凹陷处，至第1、第2趾骨间，再延伸到前足底前缘的弧形带状区域。

小肠反射区：
双足掌弓向上隆起所形成的凹陷区域。

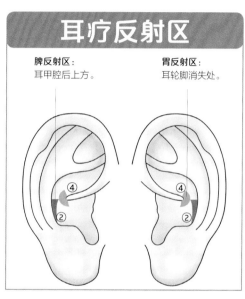

耳疗反射区

脾反射区：
耳甲腔后上方。

胃反射区：
耳轮脚消失处。

疗法之一

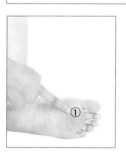

　　按甲状腺反射区[1]3～5分钟，以被按摩部位酸胀为度，每日1次，10日为1个疗程。

疗法之二

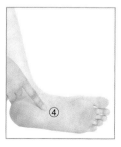

　　刮小肠反射区[4]3～5分钟，以被按摩部位酸胀为度，每日1次，10日为1个疗程。

疗法之一

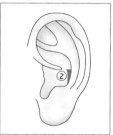

　　直压脾反射区[2]3～5分钟，中等刺激，双耳交替进行，每日1次，10日为1个疗程。

疗法之二

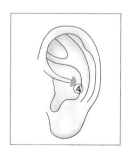

　　直压胃反射区[4]3～5分钟，中等刺激，双耳交替进行，每日1换，10日为1个疗程。

中风后遗症

中风后遗症是急性脑血管病所遗留的一种疾病，主要表现为半身不遂、口眼歪斜、语言蹇涩、口角流涎、吞咽困难、脚底麻木等症状。

手疗

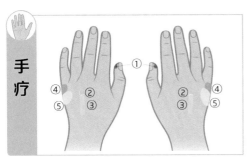

主穴：小脑和脑干①、颈椎②、腰椎③反射区
配穴：肩关节④、肘关节⑤反射区

足疗

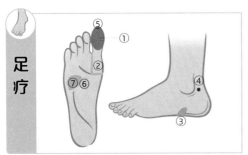

主穴：垂体①、甲状腺②、膝部③反射区，昆仑穴④
配穴：大脑⑤、肾⑥、肝⑦反射区

耳疗

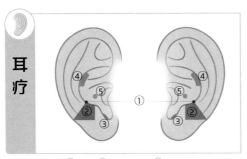

主穴：脑干①、枕②、皮质下③反射区
配穴：肝④、心⑤反射区

手疗反射区

小脑和脑干反射区：
双手掌侧，拇趾指腹侧面，即第1指骨远节指骨体中下部尺侧缘。

腰椎反射区：
双手背侧，各掌骨近端约占整个掌骨体的1/2。

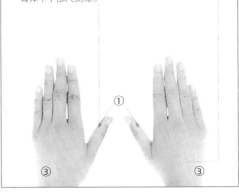

疗法之一

揉小脑和脑干反射区①3~5分钟，每日按摩1次，10日为1个疗程。

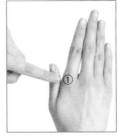

疗法之二

点腰椎反射区③50~100次，每日1次，10日为1个疗程。

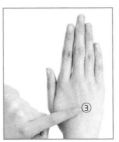

预防中风，良好生活习惯是关键

　　生活有规律，注意休息，避免过度劳累；戒烟戒酒；心情愉快，避免暴怒或长期忧郁、焦虑等；注意保暖，饮食清淡，忌高脂肪、高热量食物，均有助于预防中风。

足疗反射区

垂体反射区：
双足拇趾趾腹正中央，大脑反射区中心处。

甲状腺反射区：
双足底，起于第 1 跖趾关节后方凹陷处，至第 1、第 2 趾骨间，再延伸到前足底前缘的弧形带状区域。

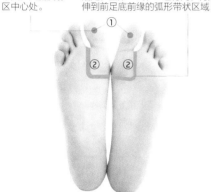

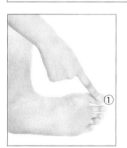

疗法之一

　　点按垂体反射区[1] 2~3分钟，以被按摩部位酸胀为度。

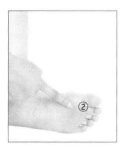

疗法之二

　　推刮甲状腺反射区[2] 3~5分钟，力度可逐渐加大。

耳疗反射区

脑干反射区：
耳屏轮切迹正中凹陷处。

枕反射区：
对耳屏外侧面的后上方。

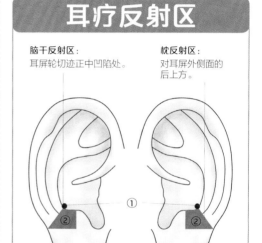

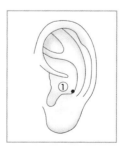

疗法之一

　　直压脑干反射区[1]，每日3~4次，两耳交替进行，5日为1个疗程。

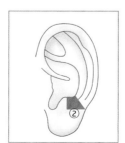

疗法之二

　　对压枕反射区[2]，每日3~4次，两耳交替进行，5日为1个疗程。

胆囊炎

胆囊炎是指由各种原因引起的胆囊内炎症，有急性和慢性之分。一般认为胆囊内的小结石易阻塞胆囊管，引起急性胆囊炎；而较大的结石则易引起慢性胆囊炎。

手疗

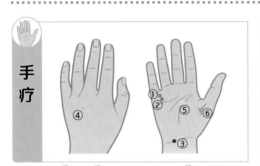

主穴：肝①、胆②反射区，神门穴③
配穴：胸椎④、肾⑤、胃⑥反射区

足疗

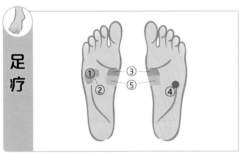

主穴：肝①、胆②反射区
配穴：胃③、脾④、十二指肠⑤反射区

耳疗

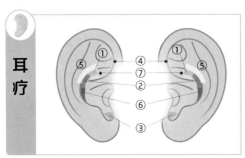

主穴：胰胆①、肝②、内分泌③反射区
配穴：交感④、腹⑤、脾⑥、艇中⑦反射区

手疗反射区及穴位

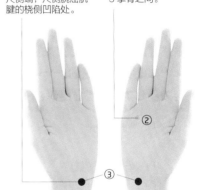

神门穴：
在腕部，腕掌侧横纹尺侧端，尺侧腕屈肌腱的桡侧凹陷处。

胆反射区：
右手掌侧及背侧，第4、第5掌骨之间。

疗法之一

按揉胆反射区②3~5分钟，每日1次，10日为1个疗程。

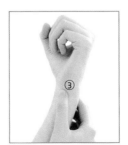

疗法之二

掐按神门穴③3~5分钟，每日1次，10日为1个疗程。

少吃油腻利肝胆

　　胆囊炎患者首先要限制食油量，尤其在急性发作期，每日食油量更应严格控制。同时，应忌吃油腻、刺激、多膳食纤维、易产气的食物。

足疗反射区

肝反射区：
右足底外侧，第4、第5跖骨之间。

胆反射区：
右足底外侧，第3、第4跖骨关节之间，被肝反射区所覆盖。

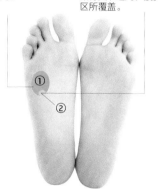

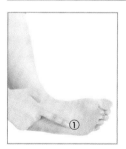

> 疗法之一

　　按肝反射区[1] 3~5分钟，以被按摩部位酸胀为度，每日2~3次，7日为1个疗程。

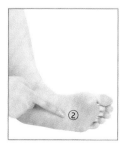

> 疗法之二

　　揉胆反射区[2] 3~5分钟，以被按摩部位酸胀为度，每日2~3次，7日为1个疗程。

耳疗反射区

胰胆反射区：
耳甲艇后部，肝反射区上方。

肝反射区：
耳甲艇的后下部。

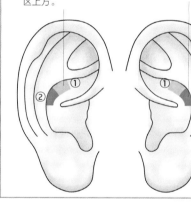

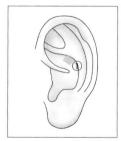

> 疗法之一

　　直压胰胆反射区[1] 3~5分钟，中等刺激，双耳交替进行，每日2~3次，3~5日为1个疗程。

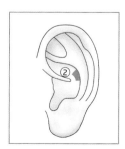

> 疗法之二

　　直压肝反射区[2] 3~5分钟，中等刺激，双耳交替进行，每日2~3次，3~5日为1个疗程。

饮食不节等引起
急性胃肠炎

急性胃肠炎属于胃肠黏膜的炎症，常发生于夏秋季节，主要由于饮食不当、暴饮暴食，或者吃了生冷变质及不干净的食物引起。其临床症状有恶心、呕吐、腹痛、腹泻、发热等。

手疗

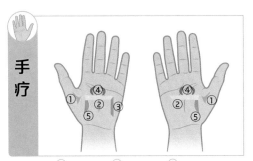

主穴：胃①、横结肠②、降结肠③反射区

配穴：腹腔神经丛④、胃脾大肠⑤反射区

足疗

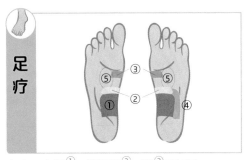

主穴：小肠①、横结肠②、胃③反射区

配穴：降结肠④、腹腔神经丛⑤反射区

耳疗

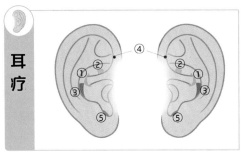

主穴：胃①、小肠②、脾③、交感④反射区

配穴：皮质下⑤反射区

手疗反射区

胃反射区：
双手掌第1掌骨体远端。

横结肠反射区：
双手掌第1~4掌骨近端的一带状区域。

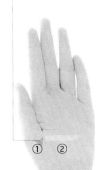
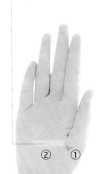

疗法之一

点胃反射区①3~5分钟，每日2~3次，3日为1个疗程。

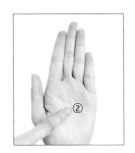

疗法之二

揉横结肠反射区②3~5分钟，每日2~3次，3日为1个疗程。

急性胃肠炎小偏方

　　将适量老柚子皮、茶叶和生姜一起煎水服用；或者用生姜片蘸上烧酒涂搽四肢，直至摩擦发热；或者将葱白捣烂后与米酒一同加热，然后敷贴在肚脐上。

足疗反射区

横结肠反射区：
双足底中线上，即足底中间第1~5跖骨下部，横越足底呈一条带状。

胃反射区：
双足底第1跖趾关节后方凹陷处，约中指一横指宽的区域。

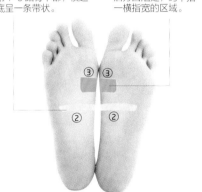

疗法之一

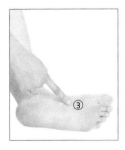

　　搓横结肠反射区 [2] 3~5分钟，以被按摩部位酸胀为度，每日2~3次，3日为1个疗程。

疗法之二

　　按胃反射区 [3] 3~5分钟，以被按摩部位酸胀为度，每日2~3次，3日为1个疗程。

耳疗反射区

胃反射区：
耳轮脚消失处。

交感反射区：
对耳轮下脚的末端与耳轮交界处。

疗法之一

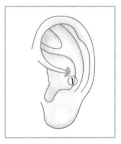

　　揉按胃反射区 [1] 3~5分钟，中等刺激，双耳交替进行，每日2~3次，3日为1个疗程。

疗法之二

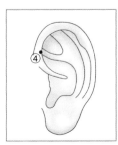

　　直压交感反射区 [4] 3~5分钟，中等刺激，双耳交替进行，每日2~3次，10日为1个疗程。

饮食不节、药物、细菌等因素引起

慢性胃炎

慢性胃炎是由于长期不良刺激、饮食无规律、情绪不佳等引起的一种胃黏膜炎性病变。此病病程较长，通常表现为食欲减退、上腹部不适或隐痛、嗳气、吞酸、恶心、呕吐等。

手疗

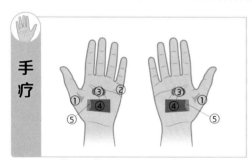

主穴：胃①、脾②、腹腔神经丛③反射区
配穴：小肠④、胃脾大肠⑤反射区

足疗

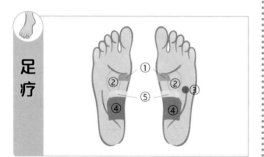

主穴：胃①、腹腔神经丛②反射区
配穴：脾③、小肠④、横结肠⑤反射区

耳疗

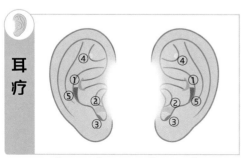

主穴：胃①、三焦②、皮质下③、神门④反射区
配穴：脾⑤反射区

手疗反射区

胃反射区：
双手掌第1掌骨体远端。

腹腔神经丛反射区：
双手掌侧第2、第3掌骨及第3、第4掌骨之间，手掌中央的两侧。

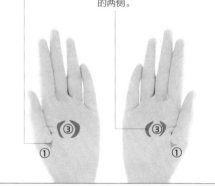

疗法之一

按胃反射区①3~5分钟，每日1次，10日为1个疗程。

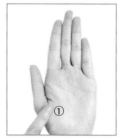

疗法之二

揉腹腔神经丛反射区③3~5分钟，每日1次，10日为1个疗程。

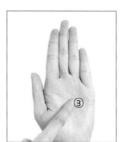

慢性胃炎，饮食有讲究

　　慢性胃炎患者的饮食原则：第一，少食多餐，不暴饮暴食；第二，通过合理的饮食调整胃功能，如尽量吃纤维短、柔软的肉类；第三，重视营养，防止贫血或营养不良。

足疗反射区

胃反射区：
双足底第1跖趾关节后方凹陷处，约中指一横指宽的区域。

腹腔神经丛反射区：
双足底中心，呈环状。

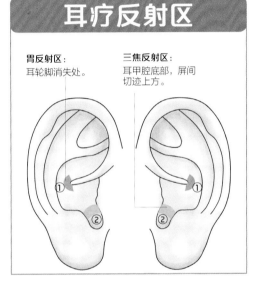

疗法之一

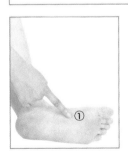

　　按胃反射区[1]3～5分钟，以被按摩部位酸胀为度，每日1次，10日为1个疗程。

疗法之二

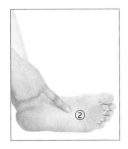

　　刮腹腔神经丛反射区[2]3～5分钟，以被按摩部位酸胀为度，每日1次，10日为1个疗程。

耳疗反射区

胃反射区：
耳轮脚消失处。

三焦反射区：
耳甲腔底部，屏间切迹上方。

疗法之一

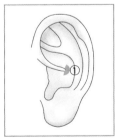

　　直压胃反射区[1]3～5分钟，中等刺激，每日1～2次，10日为1个疗程。

疗法之二

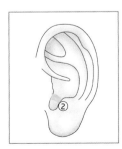

　　对压三焦反射区[2]3～5分钟，中等刺激，每日1～2次，10日为1个疗程。

胃下垂

胃下垂是由于膈肌悬力不足，支撑内脏器官的韧带松弛，或腹内压降低，腹肌松弛，导致站立时胃大弯抵达盆腔，胃小弯弧线降到髂嵴连线以下。其主要症状为腹胀、上腹不适、腹痛、恶心等。

手疗

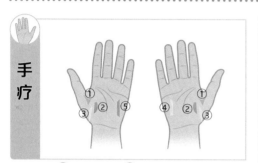

主穴：胃①、胃脾大肠②反射区

配穴：十二指肠③、升结肠④、降结肠⑤反射区

足疗

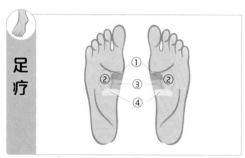

主穴：胃①、腹腔神经丛②反射区

配穴：十二指肠③、横结肠④反射区

耳疗

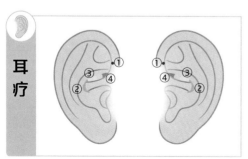

主穴：交感①、胃②、十二指肠③反射区

配穴：大肠④反射区

手疗反射区

胃反射区：
双手掌第1掌骨体远端。

胃脾大肠反射区：
双手掌面，第1、第2掌骨之间的椭圆形区域。

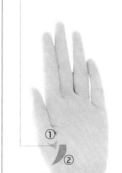
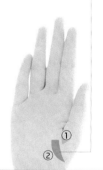

疗法之一

揉胃反射区①3~5分钟，每日1次，10日为1个疗程。

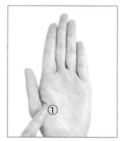

疗法之二

揉胃脾大肠反射区②3~5分钟，每日1次，10日为1个疗程。

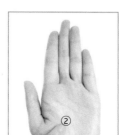

食补脾胃疗效好

　　胃下垂患者应多食猪肚、山药、莲子、糯米等，这类补中益气、滋阴养胃、益脾的食物，均有助于改善病情。

足疗反射区

胃反射区：
双足底第1跖趾关节后方凹陷处，约中指一横指宽的区域。

腹腔神经丛反射区：
双足底中心，呈环状。

疗法之一

　　按胃反射区[1] 3～5分钟，以被按摩部位酸胀为度，每日1次，10日为1个疗程。

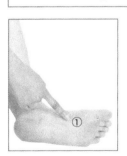

疗法之二

　　刮腹腔神经丛反射区[2] 3～5分钟，以局部酸痛为度，每日1次，10日为1个疗程。

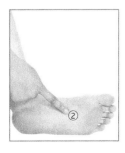

耳疗反射区

胃反射区：
耳轮脚消失处。

十二指肠反射区：
耳轮脚上方后部。

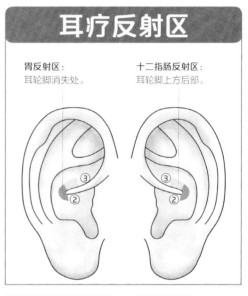

疗法之一

　　直压胃反射区[2] 3～5分钟，中等刺激，每日1次，10日为1个疗程。

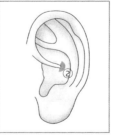

疗法之二

　　直压十二指肠反射区[3]，中等刺激，每日1次，10日为1个疗程。

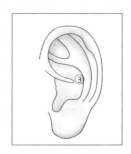

饮食不节等引起

消化性溃疡

消化性溃疡通常是指胃、十二指肠的圆形或椭圆形组织缺损，共发病主要与胃液、胃蛋白酶的消化功能有关，临床症状为上腹部反复出现节律性疼痛，并伴有泛酸、嗳气、恶心、呕吐等。

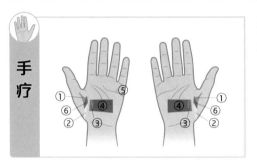

手疗

主穴：胃①、十二指肠②、胃脾大肠③反射区
配穴：小肠④、脾⑤、胰⑥反射区

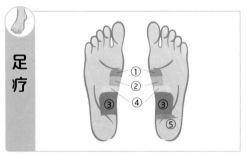

足疗

主穴：胃①、十二指肠②反射区
配穴：小肠③、横结肠④、直肠⑤反射区

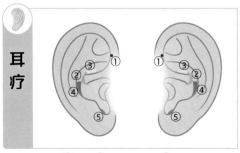

耳疗

主穴：交感①、胃②、十二指肠③反射区
配穴：脾④、皮质下⑤反射区

手疗反射区

胃反射区：
双手掌第1掌骨体远端。

十二指肠反射区：
双手掌侧，第1掌骨体近端。

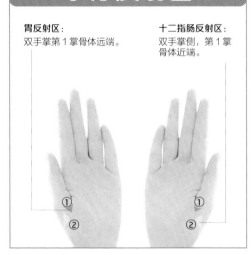

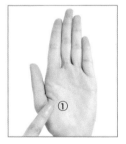

疗法之一

揉胃反射区①3~5分钟，每日1次，10日为1个疗程。若时间充足，还可以加上配穴。

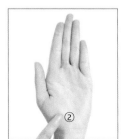

疗法之二

摩十二指肠反射区②3~5分钟，每日1次，10日为1个疗程。

少食多餐重调养

　　消化性溃疡患者在药物治疗的同时，更要重视饮食的调理。进食要细嚼慢咽，避免急食；养成定时进餐的习惯，维持消化活动的正常节律；少食多餐，每餐吃七八分饱即可。

足疗反射区

胃反射区：
双足底第1跖趾关节后方凹陷处，约中指一横指宽的区域。

十二指肠反射区：
双足底第1跖骨体近端，距跖趾关节后方约1寸处。

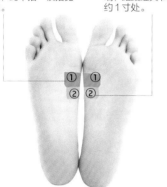

疗法之一

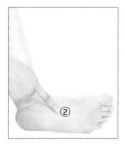

　　刮胃反射区[1]3～5分钟，以被按摩部位酸胀为度，每日1次，10日为1个疗程。

疗法之二

　　揉十二指肠反射区[2]3～5分钟，每日1次，10日为1个疗程。

耳疗反射区

胃反射区：
耳轮脚消失处。

十二指肠反射区：
耳轮脚上方后部。

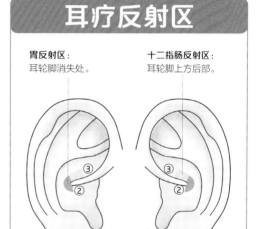

疗法之一

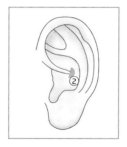

　　直压胃反射区[2]3～5分钟，中等刺激，双耳交替进行，每日1次，10日为1个疗程。

疗法之二

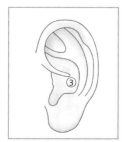

　　直压十二指肠反射区[3]3～5分钟，中等刺激，双耳交替进行，每日1次，10日为1个疗程。

脾胃失职、气郁化火引起

糖尿病

糖尿病是由于胰岛素分泌相对或绝对不足，引起的碳水化合物、脂肪及蛋白质等代谢紊乱而出现的内分泌系统疾病。其主要症状为"三多一少"，即多饮、多食、多尿、消瘦。

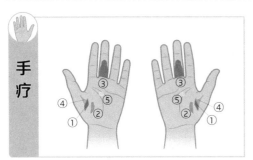

手疗

主穴：胰①、胃脾大肠②反射区
配穴：肺和支气管③、胃④、肾⑤反射区

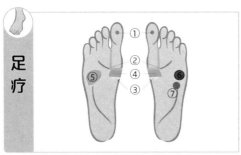

足疗

主穴：垂体①、甲状腺②、胰③反射区
配穴：胃④、肝⑤、心⑥、脾⑦反射区

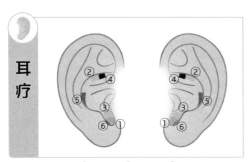

耳疗

主穴：内分泌①、胰胆②、三焦③反射区
配穴：肾④、脾⑤、皮质下⑥反射区

手疗反射区

胰反射区：
双手掌侧，第1掌骨体中段。

胃脾大肠反射区：
双手掌面，第1、第2掌骨之间的椭圆形区域。

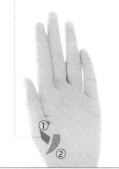
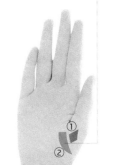

疗法之一

擦胰反射区①50~100次，每日1次，10日为1个疗程。

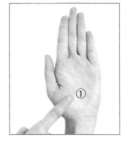

疗法之二

按胃脾大肠反射区②50~100次，每日1次，10日为1个疗程。

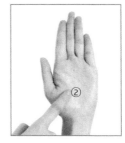

调节饮食稳血糖

治疗糖尿病，应重视饮食调理。每餐饮食控制总热量摄入，在血糖稳定的情况下可以适量吃一些含糖量低的水果，还要多吃蔬菜，多吃粗杂粮，并且尽量少食多餐。

足疗反射区

垂体反射区：
双足拇趾趾腹正中央，大脑反射区中心处。

胰反射区：
双足底第1跖骨体中段。

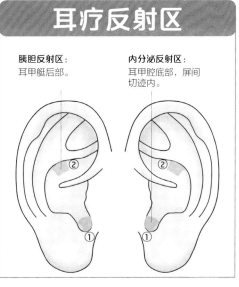

疗法之一

按垂体反射区[1]3~5分钟，以被按摩部位酸胀为度，每日1次，10日为1个疗程。

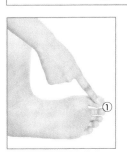

疗法之二

搓胰反射区[3]3~5分钟，每日1次，10日为1个疗程。

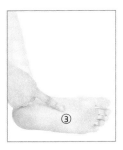

耳疗反射区

胰胆反射区：
耳甲艇后部。

内分泌反射区：
耳甲腔底部，屏间切迹内。

疗法之一

直压内分泌反射区[1]3~5分钟，中等刺激，双耳交替进行，每日1次，10日为1个疗程。

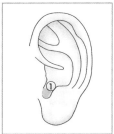

疗法之二

点压胰胆反射区[2]3~5分钟，中等刺激，双耳交替进行，每日1次，10日为1个疗程。

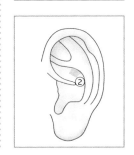

Column

神奇的"芳香SPA"

"芳香SPA"又叫芳香疗法，是利用植物芳香精油来舒缓压力和改善身体健康状况的一种自然疗法。简单地说，"芳香SPA"就是利用精油的香气和调治作用，刺激人体嗅觉器官和皮肤通道，作用于神经系统和血液循环系统，以使人身心获得舒解，达到保养皮肤、改善身体健康的功效。

常见的芳香疗法有以下几种：

按摩法

适用范围 脸部护理、全身按摩，用于肌肉紧张、肩膀僵硬、减肥健胸、痛经、腹痛、便秘、抽筋等。

建议用法 脸部：将精油1-4滴添加于5ml的天然油，搅匀后即可用来按摩。身体：将精油5-8滴添加于10ml的基底沐浴/按摩精油，搅匀后即可用来按摩。

沐浴法

适用范围 全身机能调理，用于神经衰弱、解除疲劳、风湿关节痛、循环系统不佳、焦虑和沮丧、精神紧张等。

建议用法 沐浴：将精油5-8滴添加于10ml的基底沐浴胶中，搅匀后即可用来淋浴。泡澡：将精油5-8滴加入装有温水的浴盆中，搅匀后即可用来泡澡。

熏蒸法

适用范围 可安抚情绪、改善精神状况、防治失眠、增加记忆力、净化空气、维护空气质量、提升情欲；并可消毒、避免呼吸道感染、预防感冒等。

建议用法 将熏香灯或熏香陶瓶加入八分满的水，再放入5-6滴的精油，点燃底部的无烟蜡烛可连续燃烧4个小时。

嗅吸法

适用范围 改善各种不适症状，如鼻塞、气喘、醒脑、头晕、反胃等。

建议用法 将2-3滴的精油滴在手帕上，直接吸嗅即可。

精油种类	功效
薰衣草、松树、柑橘精油	促进身体释放抗炎物质、增强免疫力
杜松果、柠檬、西柚精油	排毒、促进淋巴循环、增加肾脏血流量、减轻水肿
玫瑰草、蜜柑、茉莉精油	缓解抑郁情绪
乳香、檀香、玫瑰精油	缓解焦虑情绪
橙花、薄荷精油	促进消化、舒缓消化不良带来的胀满感和便秘等

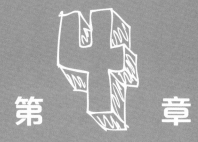

第 **4** 章

常见外科疾病的
手足耳按摩法

　　传统中医认为，外科是研究体表病症的学科。用
中医的方法来治疗外科疾病已经越来越受欢迎。本章
将讲解十几种常见外科疾病的手足耳按摩疗法，让读
者能够轻松治病，祛除痛苦。

细菌感染等因素引起
结肠炎

结肠炎也称为非特异性溃疡性结肠炎。多数患者发病缓慢，病情轻重不一，主要表现为腹泻、排脓血便、黏液血便，以及食欲不振、腹胀、恶心、呕吐等。此外，患者的左下腹可能会有压痛。

手疗

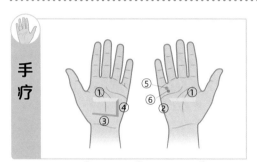

主穴：横结肠①、升结肠②、乙状结肠③反射区
配穴：降结肠④、肝⑤、胆⑥反射区

足疗

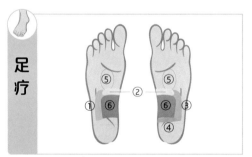

主穴：升结肠①、横结肠②、降结肠③反射区
配穴：直肠④、腹腔神经丛⑤、小肠⑥反射区

耳疗

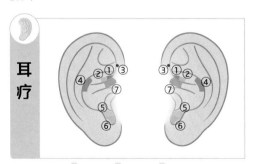

主穴：大肠①、小肠②、交感③反射区
配穴：肝④、三焦⑤、内分泌⑥、直肠⑦反射区

手疗反射区

乙状结肠反射区：
左手掌侧，第5掌骨底与钩骨交接的腕掌关节处至第1、第2掌骨结合部的带状区域。

横结肠反射区：
位于双手掌第1、第2、第3、第4掌骨近端的带状区域。

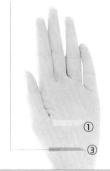
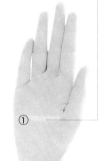

疗法之一

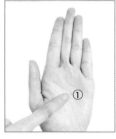

推横结肠反射区①50~100次，每日1次，10日为1个疗程。

疗法之二

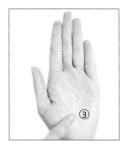

按乙状结肠反射区③50~100次，每日1次，10日为1个疗程。

饮食有节，重在调理

　　结肠炎患者饮食要有节制，且不吃变质食物；可以多吃醋或蒜，有助于杀菌。有腹痛、腹泻症状的患者，饮食要清淡、低脂、高蛋白，并且容易消化，忌食辛辣、生冷食物。

足疗反射区

升结肠反射区：
右足底，从足跟前缘至第 5 跖骨内侧端的竖带状区域。

横结肠反射区：
双足底中线上，即足底中间第 1~5 跖骨下部，横越足底呈一条带状。

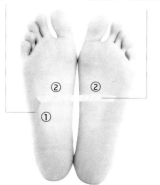

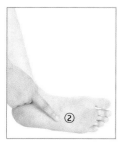

疗法之一

　　刮升结肠反射区[1] 3 ~ 5分钟，每日1次，10日为1个疗程。

疗法之二

　　揉横结肠反射区[2] 3 ~ 5分钟，以被按摩部位酸胀为度，每日1次，10日为1个疗程。

耳疗反射区

大肠反射区：
耳轮脚上方前部。

小肠反射区：
耳轮脚上方中部。

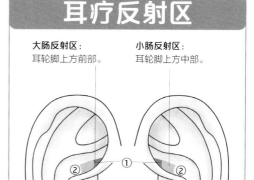

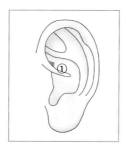

疗法之一

　　直压大肠反射区[1] 3 ~ 5分钟，中等刺激，双耳交替进行，每日1次，10日为1个疗程。

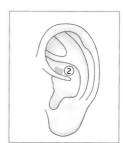

疗法之二

　　直压小肠反射区[2] 3 ~ 5分钟，中等刺激，双耳交替进行，每日1次，10日为1个疗程。

饮食不节、寒湿侵袭引起

慢性阑尾炎

慢性阑尾炎可分为原发性和继发性两种。原发性的起病隐匿，发病缓慢，间断发作，持续时间较长。继发性的是首次急性阑尾炎发病后，经非手术治疗而愈或自行缓解，其后遗留有临床症状，久治不愈。

手疗

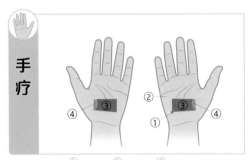

主穴：盲肠①、大肠②、小肠③反射区
配穴：胃脾大肠④反射区

足疗

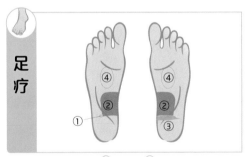

主穴：盲肠和阑尾①、小肠②反射区
配穴：直肠③、腹腔神经丛④反射区

耳疗

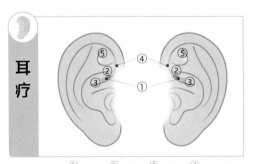

主穴：阑尾①、大肠②、小肠③、交感④反射区
配穴：神门⑤反射区

手疗反射区

大肠反射区：
双手掌侧中下部分。

盲肠反射区：
右手掌侧，第4、第5掌骨底与腕骨结合部近尺侧。

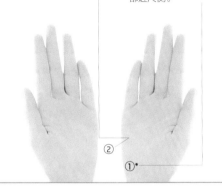

疗法之一

掐盲肠反射区①3~5分钟，以被按摩部位酸胀为度。

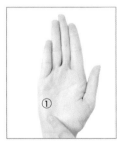

疗法之二

按大肠反射区②3~5分钟，以被按摩部位酸胀为度。

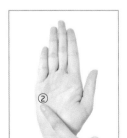

调养肠胃，预防为主

预防阑尾炎应做到：饮食有规律，忌食生、硬等难消化的食物，避免加重胃肠负担。此外，保持乐观开朗的情绪，定期驱除肠道寄生虫，也有助于预防阑尾炎。

足疗反射区

盲肠和阑尾反射区：
右足底跟骨前缘外侧。

小肠反射区：
双足掌弓向上隆起所形成的凹陷区域。

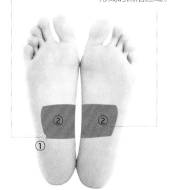

疗法之一

按盲肠和阑尾反射区 3~5分钟，以被按摩部位酸胀为度，每日2~3次。

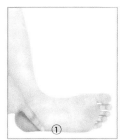

疗法之二

刮小肠反射区 3~5分钟，以被按摩部位酸胀为度，每日2~3次。

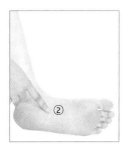

耳疗反射区

阑尾反射区：
耳轮脚上方前部与中部之间。

交感反射区：
对耳轮下脚的末端与耳轮交界处。

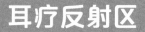
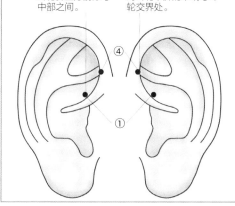

疗法之一

点压阑尾反射区 3~5分钟，中等刺激。

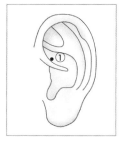

疗法之二

直压交感反射区 3~5分钟，中等刺激，双耳交替进行。

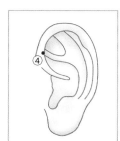

阴虚津乏、热结肠燥引起

痔疮

痔疮是因为痔静脉回流障碍而引起，直肠末端黏膜下和肛管皮下的静脉丛发生扩张、屈曲，形成静脉团。根据发生部位不同，有内痔、外痔、混合痔之分，主要表现为便血、肿痛、脱垂等。

手疗

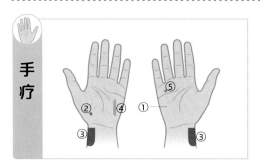

主穴：大肠①、肛管和肛门②反射区
配穴：直肠和肛门③、降结肠④、胆囊⑤反射区

足疗

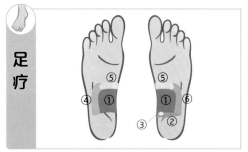

主穴：小肠①、直肠②、肛门③反射区
配穴：升结肠④、横结肠⑤、降结肠⑥反射区

耳疗

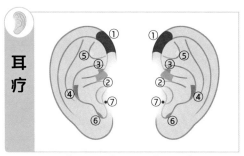

主穴：肛门①、直肠②、大肠③、脾④反射区
配穴：神门⑤、皮质下⑥、肾上腺⑦反射区

手疗反射区

肛管和肛门反射区：
左手掌侧，第2腕掌关节处。

大肠反射区：
双手掌侧中下部分。

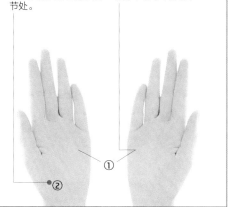

疗法之一

　　掐大肠反射区①3分钟，每日1次，10日为1个疗程。

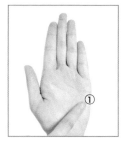

疗法之二

　　按肛管和肛门反射区②3~5分钟，每日1次，10日为1个疗程。

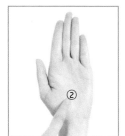

良好习惯能防痔

　　养成每天定时排便的习惯，并且最好在晚上睡觉前排便；排完便后用热水冲洗一下，能使肛门及其附近血管得到调理；避免久坐久立，常提肛，均有助于防治痔疮。

足疗反射区

肛门反射区：
左足底内侧端，跟骨内侧前缘处。

直肠反射区：
自左足跟前外方呈反"S"形移行至足跟内前方膀胱反射区的后方，呈一横带状。

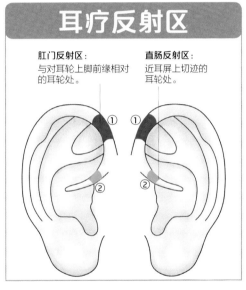

疗法之一

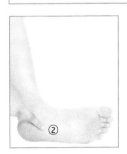

　　揉直肠反射区[2]3～5分钟，以被按摩部位酸胀为度，每日1次，10日为1个疗程。

疗法之二

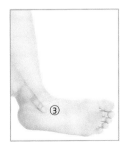

　　按肛门反射区[3]3～5分钟，以被按摩部位酸胀为度，每日1次，10日为1个疗程。

耳疗反射区

肛门反射区：
与对耳轮上脚前缘相对的耳轮处。

直肠反射区：
近耳屏上切迹的耳轮处。

疗法之一

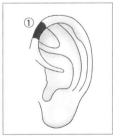

　　对压肛门反射区[1]3～5分钟，中等刺激，每日1次，10日为1个疗程。

疗法之二

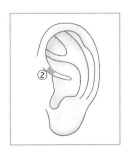

　　点压直肠反射区[2]3～5分钟，中等刺激，每日1次，10日为1个疗程。

气血凝滞、经络痹阻引起

落枕

落枕，又叫"失枕"，是一种常见病，好发于青壮年，以冬春季多见。此病是一种急性单纯性颈项强痛，常见发病经过是入睡前并无任何症状，晨起后却感到项背部明显酸痛，颈部活动受限。

手疗

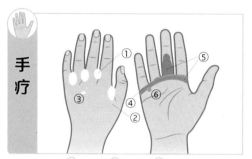

主穴：颈肩①、颈项②、颈椎③反射区
配穴：斜方肌④、肺和支气管⑤、肝⑥反射区

足疗

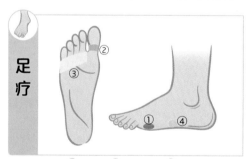

主穴：肩部①、颈项②、斜方肌③反射区
配穴：肘关节④反射区

耳疗

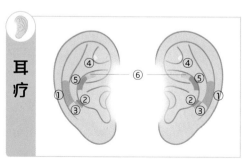

主穴：肩①、颈②、颈椎③、神门④反射区
配穴：肝⑤、胰胆⑥反射区

手疗反射区

颈肩反射区：
双手各指根部近节指骨的两侧及各掌指关节结合部。

颈椎反射区：
双手各指近节指骨背侧近桡侧，以及各掌骨背侧远端约占整个掌骨体1/5。

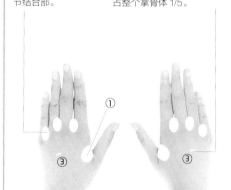

疗法之一

掐颈肩反射区①50~100次，每日1~2次。

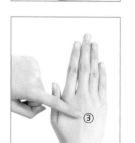

疗法之二

掐颈椎反射区③50~100次，每日1~2次。

枕头的高度有讲究

　　好枕头应该能支撑颈椎的生理曲线，保持颈椎平直。一般情况下，喜欢仰卧的人，枕头高度最好在8厘米左右；喜欢侧卧的人，枕头高度最好在10厘米左右。

足疗反射区

颈项反射区：
双足拇趾根部横纹处，敏感点在趾根两侧。

斜方肌反射区：
双足底第1、第2跖骨之间的缝隙，沿前足底前缘量一中指横指宽的带状区域。

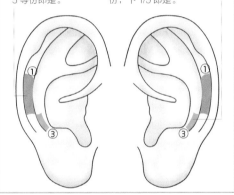

疗法之一

　　揉颈项反射区[2] 3～5分钟，以被按摩部位酸胀为度。

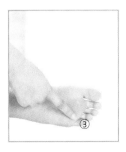

疗法之二

　　推斜方肌反射区[3] 3～5分钟，以被按摩部位酸胀为度。

耳疗反射区

肩反射区：
将耳舟分为6等份，自上而下第4、第5等份即是。

颈椎反射区：
在对耳轮体部，将轮屏切迹至耳轮上、下脚分叉处分为5等份，下1/5即是。

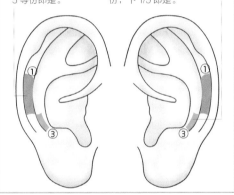

疗法之一

　　对压肩反射区[1] 3～5分钟，中等刺激，每日2～3次。

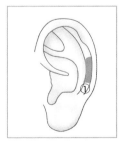

疗法之二

　　直压颈椎反射区[3] 3～5分钟，中等刺激，每日2～3次，双耳交替进行。

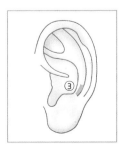

肝肾亏虚、血凝气滞引起
颈椎病

颈椎病也称颈椎综合征，主要是由于颈椎肥大性改变、颈椎间盘退变，破坏了颈椎的内在平衡，使颈椎发生了一系列病理变化，主要症状为颈肩疼痛、上肢无力，严重者下肢麻木，甚至瘫痪。

手疗

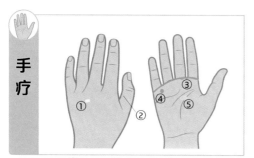

主穴：颈椎①、颈项②、斜方肌③反射区
配穴：肝④、肾⑤反射区

足疗

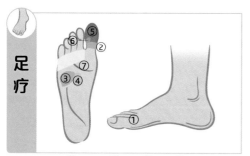

主穴：颈椎①、颈项②、肝③、肾④反射区
配穴：大脑⑤、小脑⑥、斜方肌⑦反射区

耳疗

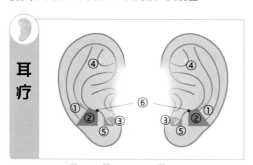

主穴：颈椎①、枕②、内分泌③反射区
配穴：神门④、额⑤、缘中⑥反射区

手疗反射区

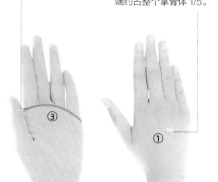

斜方肌反射区：
双手掌第2~5指根下方，呈一横带状。

颈椎反射区：
双手各指近节指骨背侧近桡侧，以及各掌骨背侧远端约占整个掌骨体1/5。

疗法之一

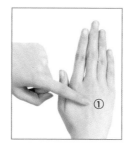

按颈椎反射区①3~5分钟，每日1次，7日为1个疗程。

疗法之二

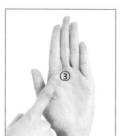

掐斜方肌反射区③50~100次，每日1次，7日为1个疗程。

加强保暖多按摩

　　颈椎病患者需要注意颈部保暖，在夏季要避免颈椎长时间吹冷风，冬季外出时要戴围巾。此外，保持正确的坐姿，并经常按揉颈肩部位，能缓解颈肩紧张。

足疗反射区

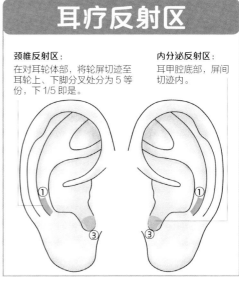

颈项反射区：
双足拇趾根部横纹处，敏感点在趾根两侧。

颈椎反射区：
双足拇趾根部内侧缘横纹尽头处。

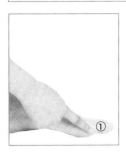

疗法之一

　　揉颈椎反射区[1] 3～5分钟，以被按揉部位酸胀为度，每日1次，7日为1个疗程。

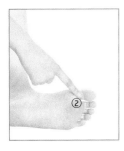

疗法之二

　　按颈项反射区[2] 3～5分钟，每日1次，7日为1个疗程。

耳疗反射区

颈椎反射区：
在对耳轮体部，将轮屏切迹至耳轮上、下脚分叉处分为5等份，下1/5即是。

内分泌反射区：
耳甲腔底部，屏间切迹内。

疗法之一

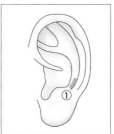

　　点压颈椎反射区[1] 3～5分钟，中等刺激，10日为1个疗程。

疗法之二

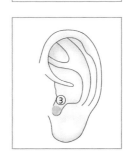

　　对压内分泌反射区[3] 3～5分钟，中等刺激，10日为1个疗程。

风寒湿邪侵袭引起

肩周炎

肩周炎是一种慢性退行性病变引起的关节腔及周围组织的慢性炎症反应，常见于老年人。既可单肩发病，也可双肩发病，主要表现为肩关节疼痛、肩关节活动受阻，严重者甚至无法洗脸、梳头、穿衣。

手疗

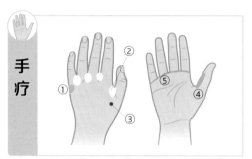

主穴：肩关节①、颈肩②反射区，合谷穴③
配穴：颈项④、斜方肌⑤反射区

足疗

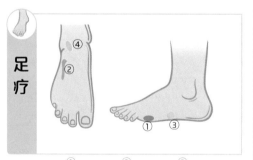

主穴：肩部①、肩胛骨②、肘关节③反射区
配穴：上身淋巴结④反射区

耳疗

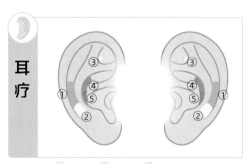

主穴：肩①、锁骨②、神门③反射区
配穴：肝④、脾⑤反射区

手疗反射区及穴位

颈肩反射区：
双手各指根部近节指骨的两侧及各掌指关节结合部。

合谷穴：
在手背，第1、第2掌骨间，第2掌骨桡侧的中点处。

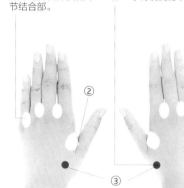

疗法之一

推颈肩反射区②3~5分钟，每日1次，10日为1个疗程。

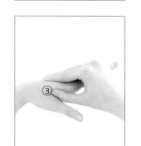

疗法之二

掐合谷穴③3~5分钟，每日1次，10日为1个疗程。

肩周炎防治小常识

　　肩周炎患者首先需要注意防寒保暖，不使肩部受凉；其次要多进行功能锻炼，尽量多活动肩部，促进血液循环和肌肉放松。另外，在饮食上要加强营养，以增强体质。

足疗反射区

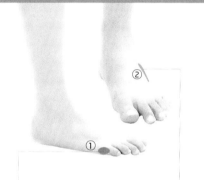

肩部反射区：
双足背外侧缘，第5跖趾关节为中心的区域。

肩胛骨反射区：
双足背4、第5跖骨之间的缝隙中延伸到骰骨的带状区域。

疗法之一

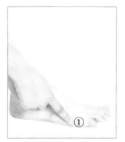

　　按肩部反射区3~5分钟，以被按摩部位酸胀为度，每日1次，10日为1个疗程。

疗法之二

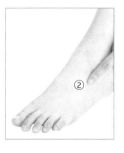

　　揉肩胛骨反射区3~5分钟，以被按摩部位酸胀为度，每日1次，10日1个疗程。

耳疗反射区

肩反射区：
将耳舟分为6等份，自上而下第4、第5等份即是。

神门反射区：
在三角窝内，对耳轮上、下脚分叉处稍上方。

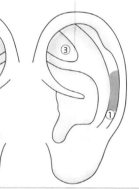

疗法之一

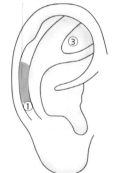

　　对压肩反射区3~5分钟，中等刺激，每次取1侧，双耳交替进行，每日1次，10日为1个疗程。

疗法之二

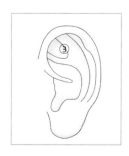

　　直压神门反射区3~5分钟，中等刺激，每次取1侧，双耳交替进行，每日1次，10日为1个疗程。

筋脉损伤、精气受阻所致
腰肌劳损

腰肌劳损是一种常见疾病，是由于急性腰扭伤未得到及时而有效的治疗，损伤未能修复或反复多次的腰肌损伤所致；还可因持续弯腰劳动引起肌肉、韧带撕裂和劳损所致。其主要症状是腰部酸痛。

手疗

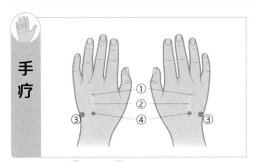

主穴：胸椎①、腰椎②反射区
配穴：髋关节③、骶骨④反射区

足疗

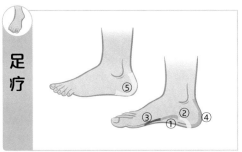

主穴：腰椎①、骶骨②、胸椎③反射区
配穴：内尾骨④、外尾骨⑤反射区

耳疗

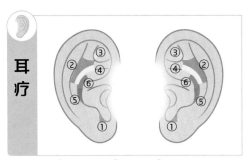

主穴：额①、腰骶椎②、神门③反射区
配穴：腹④、脾⑤、肝⑥反射区

手疗反射区

胸椎反射区：
双手背侧，第3、第4掌骨远端，约占整个掌骨体的1/2。

腰椎反射区：
双手背侧，第3掌骨近端1/2段。

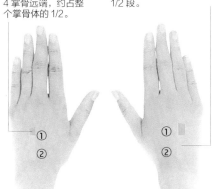

疗法之一

推胸椎反射区①50~100次，每日1次，10日为1个疗程。

疗法之二

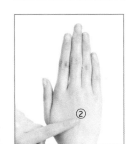

按腰椎反射区②50~100次，每日1次，10日为1个疗程。

注重细节，预防腰肌劳损

使用硬板软垫床，即在木板上加1个10厘米厚的软垫。注意减肥，控制体重。节制房事。"腰为肾之府"，房事过频必然有损于肾，肾亏则腰痛。

足疗反射区

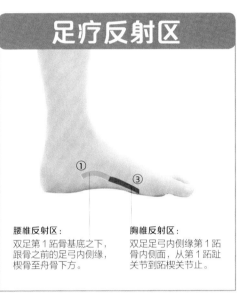

腰椎反射区：
双足第1跖骨基底之下，跟骨之前的足弓内侧缘，楔骨至舟骨下方。

胸椎反射区：
双足足弓内侧缘第1跖骨内侧面，从第1跖趾关节到跖楔关节止。

疗法之一

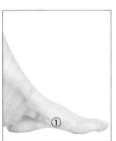

搓腰椎反射区[1]50~100次，以被按摩部位酸胀为度，每日1次，10日1个疗程。

疗法之二

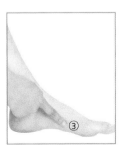

刮胸椎反射区[3]50~100次，以被按摩部位酸胀为度，每日1次，10日1个疗程。

耳疗反射区

腰骶椎反射区：
在对耳轮体部，将轮屏切迹至耳轮上、下脚分叉处分为5等份，上2/5即是。

神门反射区：
在三角窝内，对耳轮上、下脚分叉处稍上方。

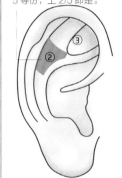
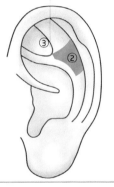

疗法之一

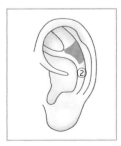

对压腰骶椎反射区[2]3~5分钟，中等刺激，每日1次，10日为1个疗程。

疗法之二

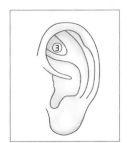

直压神门反射区[3]3~5分钟，中等刺激，每日1次，10日为1个疗程。

外邪侵袭、血脉不通引起

坐骨神经痛

坐骨神经痛是一种常见的腰腿部疾病，主要表现为沿坐骨神经分布的腰、臀、腿后侧、小腿外侧直至足背、小趾部位出现放射性疼痛。疼痛如同刀割样、烧灼样，会因行走、弯腰、咳嗽而加重。

手疗

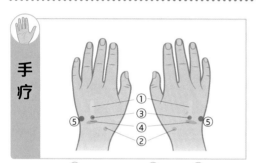

主穴：腰椎①、下身淋巴结②、骶骨③反射区
配穴：尾骨④、髋关节⑤反射区

足疗

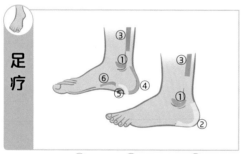

主穴：髋关节①、外尾骨②、坐骨神经③反射区
配穴：内尾骨④、骶椎⑤、腰椎⑥反射区

耳疗

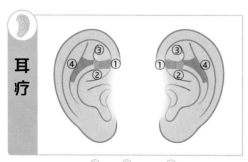

主穴：坐骨神经①、臀②、神门③反射区
配穴：腰骶椎④反射区

手疗反射区

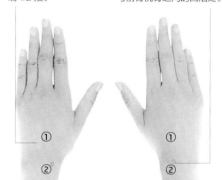

腰椎反射区：
双手背侧，第3掌骨近端 1/2 段。

下身淋巴结反射区：
手背部桡侧缘，手背腕骨与前臂桡骨之间的凹陷处。

疗法之一

按腰椎反射区①
50~100次，每日1
次，10日为1疗程。

疗法之二

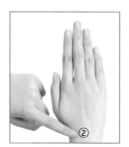

按下身淋巴结
反射区②50~100
次，每日1次，10日
为1个疗程。

多运动，防治坐骨神经痛

　　患者平时在家里可以适当做一些伸展运动，能帮助缓解疼痛，还能有效预防止疼痛发作。正确的坐姿、站姿以及睡姿也有助于预防坐骨神经受损。

足疗反射区

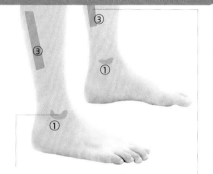

髋关节反射区：
内髋关节反射区在双足内踝下方和后下方的关节缝内；外髋关节反射区在外踝下方的弧形凹陷区域。

坐骨神经反射区：
内侧坐骨神经反射区在沿胫骨内后缘上行至胫骨内侧下方凹陷处；外侧坐骨神经反射区在从足踝关节起，沿胫骨及腓骨延伸至膝盖窝。

疗法之一

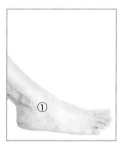

　　搓髋关节反射区[1]3~5分钟，以被按摩部位酸胀为度，每日1次，10日为1个疗程。

疗法之二

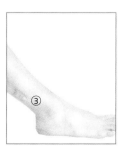

　　揉坐骨神经反射区[3]50~100分钟，每日1次，10日为1个疗程。

耳疗反射区

坐骨神经反射区：
对耳轮下脚的前2/3处。

臀反射区：
对耳轮下脚的后1/3处。

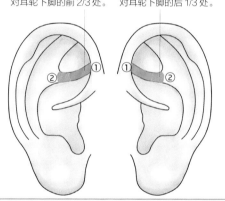

疗法之一

　　点压坐骨神经反射区[1]3~5分钟，中等刺激，双耳交替进行，每日1次，10日为1疗程。

疗法之二

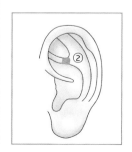

　　揉按臀反射区[2]3~5分钟，中等刺激，双耳交替进行，每日1次，10日为1个疗程。

肋软骨炎

肋软骨炎又称肋软骨增殖症，好发于青壮年，主要表现为患者的一根或者多根肋软骨肿大，伴有疼痛和压痛，且痛处固定、表层皮肤无炎症特征。

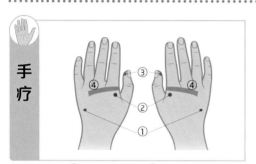

手疗

主穴：肋骨①、胸腺淋巴结②反射区
配穴：小脑和脑干③、胸和乳房④反射区

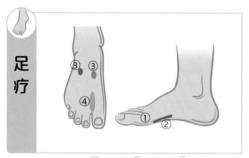

足疗

主穴：甲状旁腺①、胸椎②、肋骨③反射区
配穴：胸部淋巴结④反射区

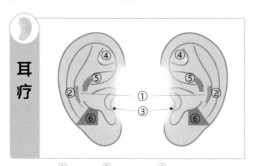

耳疗

主穴：胸①、胸椎②、肾上腺③反射区
配穴：神门④、肝⑤、枕⑥反射区

手疗反射区

肋骨反射区：
双手背侧，内侧肋骨反射区在第2掌骨体中部偏远端的桡侧；外侧肋骨反射区在第4、第5掌骨之间近掌骨底的凹陷中。

胸腺淋巴结反射区：
双手背，第1掌指关节尺侧。

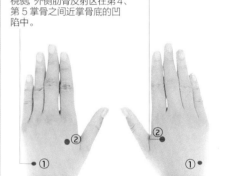

疗法之一

按肋骨反射区①50～100次，每日1次，10日为1个疗程。

疗法之二

点胸腺淋巴结反射区②50～100次，每日1次，10日为1个疗程。

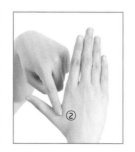

预防为主护胸肋

平时经常开窗通气，保持室内空气的流动新鲜；经常进行体育锻炼，提高抵抗力。运动或劳动时，要重视安全防护措施，不宜用力过猛，防止胸肋软骨和韧带的损伤。

足疗反射区

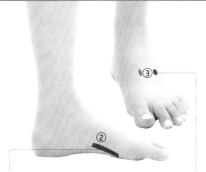

胸椎反射区：
双足足弓内侧缘第1跖骨内侧面，从第1趾趾关节到跖楔关节止。

肋骨反射区：
内侧肋骨反射区位于双足背第1、第2楔骨与舟骨间的小凹陷中。外侧肋骨反射区位于双足背第3楔骨与骰骨、舟骨之间的小凹陷中。

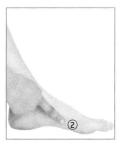

疗法之一

推胸椎反射区² 3~5分钟，以被按摩部位酸胀为度，每日1次，10日为1个疗程。

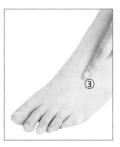

疗法之二

揉肋骨反射区³ 3~5分钟，以被按摩部位酸胀为度，每日1次，10日为1个疗程。

耳疗反射区

胸椎反射区：
在对耳轮体部，将轮屏切迹至耳轮上、下脚分叉处分为5等份，中2/5即是。

肾上腺反射区：
耳屏下部隆起的尖端。

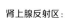
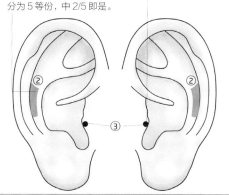

疗法之一

对压胸椎反射区² 3~5分钟，中等刺激，每日1次，10日为1个疗程。

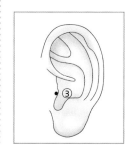

疗法之二

直压肾上腺反射区³ 3~5分钟，中等刺激，每日1次，10日为1个疗程。

肌腱劳损引起
网球肘

网球肘，又叫肱骨外上髁炎，是指手肘外侧肌腱发炎疼痛。此病好发于长期反复活动肘部的人，如木工、电工、网球运动员等，是一种典型的过劳性综合征。其主要特征为抓握无力、肱骨外上髁疼痛。

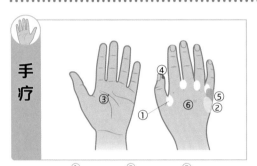

手疗

主穴：颈肩①、肘关节②、肾上腺③反射区
配穴：小脑和脑干④、肩关节⑤、胸椎⑥反射区

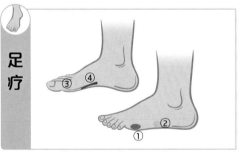

足疗

主穴：肩部①、肘关节②、颈椎③反射区
配穴：胸椎④反射区

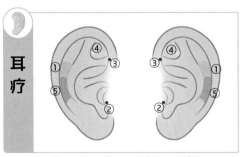

耳疗

主穴：肘①、肾上腺②、交感③、神门④反射区
配穴：肩⑤反射区

手疗反射区

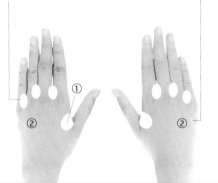

颈肩反射区：
双手各指根部近节指骨的两侧及各掌指关节结合部。

肘关节反射区：
双手背侧，第5掌骨体中部尺侧处。

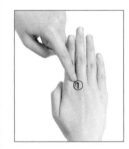

疗法之一

摩颈肩反射区3~5分钟，每日1次，7日为1个疗程。

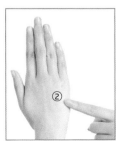

疗法之二

擦肘关节反射区②3~5分钟，每日1次，7日为1个疗程。

姿势正确护手肘

　　打球前，要充分活动手部关节。在打球时手臂逐渐加力，握拍动作要放松，可以戴一个护肘。另外，在运动一段时间后，要让手臂做适当休息。

足疗反射区

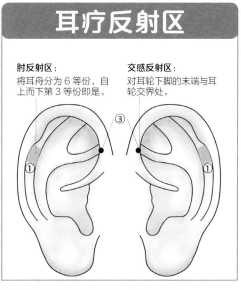

肘关节反射区：
双足背外侧缘，第 5 跖骨基底部外侧前、后两个凹陷处。

肩部反射区：
双足背外侧缘，第 5 跖趾关节为中心的区域。

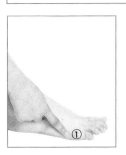

疗法之一

　　按肩部反射区[1] 3～5分钟，每日1次，7日为1个疗程。

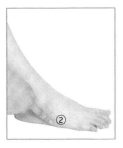

疗法之二

　　揉肘关节反射区[2] 3～5分钟，以被按摩部位酸胀为度，每日1次，7日为1个疗程。

耳疗反射区

肘反射区：
将耳舟分为 6 等份，自上而下第 3 等份即是。

交感反射区：
对耳轮下脚的末端与耳轮交界处。

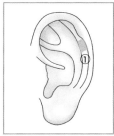

疗法之一

　　对压肘反射区[1] 3～5分钟，中等刺激，双耳交替进行，每日1次，10日为1个疗程。

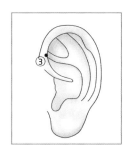

疗法之二

　　点压交感反射区[3] 3～5分钟，中等刺激，每日1次，10日为1个疗程。

外部侵袭、气血淤阻引起
腰椎间盘突出症

腰椎间盘突出症是椎间盘的髓核突出压迫脊神经根，造成腰腿痛或坐骨神经痛的一种病症，经常会由于劳累、扭伤、受凉而反复发作。

手疗

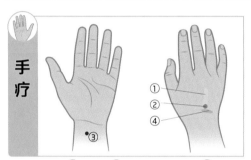

主穴：腰椎①、骶骨②反射区，内关穴③
配穴：尾骨④反射区

足疗

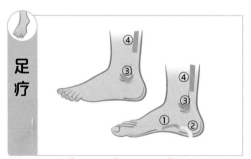

主穴：腰椎①、骶椎②、髋关节③反射区
配穴：坐骨神经④反射区

耳疗

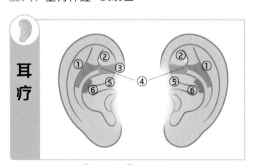

主穴：腰骶椎①、神门②反射区
配穴：坐骨神经③、臀④、膀胱⑤、肝⑥反射区

手疗反射区及穴位

腰椎反射区：
双手背侧，第3掌骨近端1/2段。

内关穴：
腕横纹上2寸，掌长肌腱与桡侧腕屈肌腱之间。

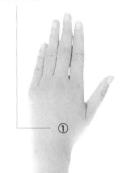

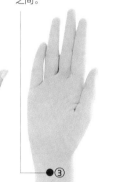

疗法之一

推腰椎反射区①50~100次，每日1次，10日为1个疗程。

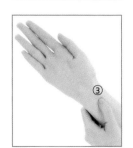

疗法之二

按内关穴③50~100次，每日1次，10日为1个疗程。

保护腰椎从细节做起

正确的坐姿有助于保持腰椎的正常生理曲度。长期伏案工作要注意桌、椅高度，不宜长时间保持同一种姿势，同时应不时伸腰、挺胸，经常锻炼腰背肌功能。

足疗反射区

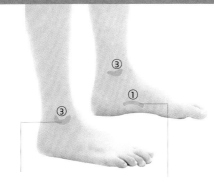

髋关节反射区：
内髋关节反射区在双足内踝下方和后下方的关节缝内；外髋关节反射区在外踝下方的弧形凹陷区域。

腰椎反射区：
双足第1跖骨基底之下，跟骨之前的足弓内侧缘，楔骨至舟骨下方。

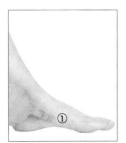

疗法之一

搓腰椎反射区[1]3~5分钟，以被按摩部位酸胀为度，每日1次，10日为1个疗程。

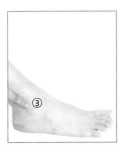

疗法之二

刮髋关节反射区[3]3~5分钟，以被按摩部位酸胀为度，每日1次，10日为1个疗程。

耳疗反射区

腰骶椎反射区：
在对耳轮体部，将轮屏切迹至耳轮上、下脚分叉处分为5等份，上2/5即是。

神门反射区：
在三角窝内，对耳轮上、下脚分叉处稍上方。

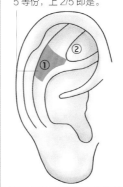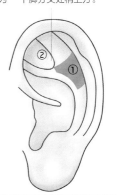

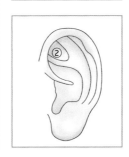

疗法之一

对压腰骶椎反射区[1]3~5分钟，重度刺激，双耳交替进行，每日1次，10日为1个疗程。

疗法之二

直压神门反射区[2]3~5分钟，重度刺激，双耳交替进行，每日1次，10日为1个疗程。

经脉闭阻、气滞血淤引起

扭挫伤

扭挫伤是指局部的软组织损伤，如肌肉、肌腱、韧带等，而没有骨折、脱臼、皮肉破损。其主要症状为受伤部位肿胀疼痛、关节活动受限等。

手疗

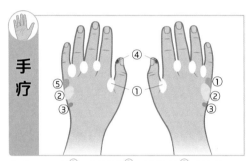

主穴：颈肩①、肘关节②、膝关节③反射区
配穴：小脑和脑干④、肩关节⑤反射区

足疗

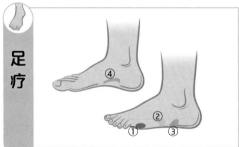

主穴：肩部①、肘关节②、膝关节③反射区
配穴：腰椎④反射区

耳疗

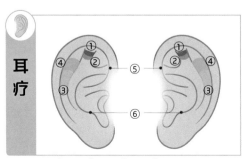

主穴：踝①、膝②、肘③、腕④反射区
配穴：交感⑤、缘中⑥反射区

手疗反射区

颈肩反射区：
双手各指根部近节指骨的两侧及各掌指关节结合部。

肘关节反射区：
双手背侧，第5掌骨体中部尺侧处。

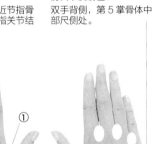

疗法之一

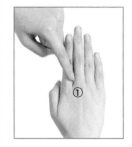

推颈肩反射区①3~5分钟，每日1次，7日为1个疗程。

疗法之二

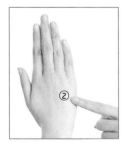

揉肘关节反射区②3~5分钟，每日1次，7日为1个疗程。

药茶调理扭挫伤

发生扭挫伤后，可将15克桃仁与10克红花分别洗干净后放入砂锅，倒入适量水煎煮20分钟，然后过滤取汁，调入适量蜂蜜服用；也可用红花、月季花、凌霄花各3克泡水当茶饮。

足疗反射区

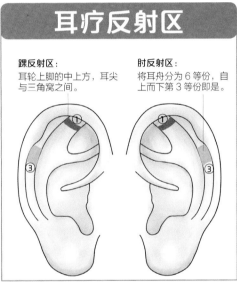

膝关节反射区：
双足背外侧缘，相当于足外侧跟骨和骰骨之间的凹陷处。

肩部反射区：
双足背外侧缘，第5跖趾关节为中心的区域。

疗法之一

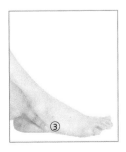

揉肩部反射区[1]3～5分钟，以被按摩部位酸胀为度，每日1次，7日为1个疗程。

疗法之二

揉膝关节反射区[3]3～5分钟，以被按摩部位酸胀为度，每日1次，7日为1个疗程。

耳疗反射区

踝反射区：
耳轮上脚的中上方，耳尖与三角窝之间。

肘反射区：
将耳舟分为6等份，自上而下第3等份即是。

疗法之一

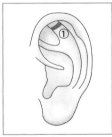

点压踝反射区[1]3～5分钟，中等刺激，双耳交替进行，每日1次，7日为1个疗程。

疗法之二

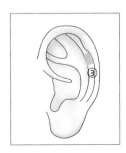

对压肘反射区[3]3～5分钟，中等刺激，双耳交替进行，每日1次，7日为1个疗程。

风寒湿邪侵袭引起
类风湿性关节炎

类风湿性关节炎是一种以关节滑膜炎为特征的全身性自身免疫性疾病。滑膜炎持久反复发作，可导致关节内软骨和骨骼损伤，关节功能障碍。通常好发于手、腕、足等小关节处。

手疗

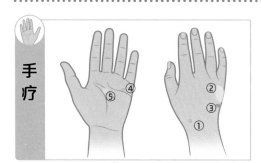

主穴：下身淋巴结①、肘关节②反射区
配穴：膝关节③、脾④、肾⑤反射区

足疗

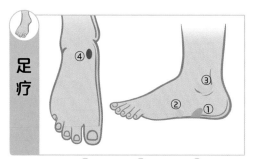

主穴：肘关节①、膝关节②、髋关节③反射区
配穴：下身淋巴结④反射区

耳疗

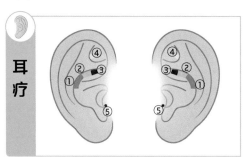

主穴：肝①、胰②、肾③、神门④反射区
配穴：肾上腺⑤反射区

手疗反射区

下身淋巴结反射区：
手背部桡侧缘，手背腕骨与前臂桡骨之间的凹陷处。

肘关节反射区：
双手背侧，第5掌骨体中部尺侧处。

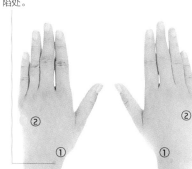

疗法之一

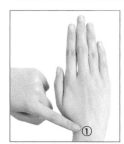

揉下身淋巴结反射区①3～5分钟，每日按摩1次，10日为1个疗程。

疗法之二

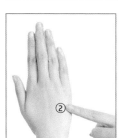

按肘关节反射区②3～5分钟，每日按摩1次，10日为1个疗程。

蒜泥贴敷缓解疼痛

　　把大蒜捣烂后贴敷在关节肿胀疼痛明显的部位，用纱布缠紧。待局部出现水疱，用针刺破水疱放黄水，待痊愈后再贴敷蒜泥，就能明显改善类风湿性关节肿胀疼痛症状。

足疗反射区

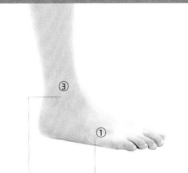

髋关节反射区：
内髋关节反射区在双足内踝下方和后下方的关节缝内，外髋关节反射区在外踝下方的弧形凹陷区域。

肘关节反射区：
双足背外侧缘，第5跖骨基底部外侧前、后两个凹陷处。

疗法之一

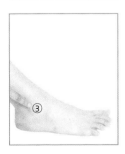

　　按肘关节反射区[1] 3~5分钟，以被按摩部位酸胀为度，每日1次，10日为1个疗程。

疗法之二

　　揉髋关节反射区[3] 3~5分钟，每日1次，10日为1个疗程。

耳疗反射区

肝反射区：
耳甲艇的后下部。

肾反射区：
对耳轮上、下脚分叉处下方。

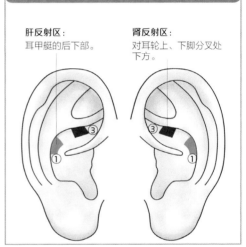

疗法之一

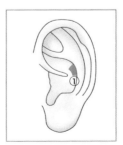

　　直压肝反射区[1] 3~5分钟，中等刺激，每日1次，10日为1个疗程。

疗法之二

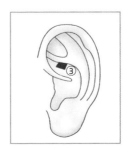

　　直压肾反射区[3] 3~5分钟，中等刺激，每日1次，10日为1个疗程。

肝气郁结、乳汁不通引起

急性乳腺炎

急性乳腺炎是指化脓性细菌进入乳腺内，由此引起乳腺组织急性化脓性炎症。此病大多由金黄色葡萄球菌导致，主要表现为乳房红肿疼痛、排乳困难，伴有发热、畏寒等症状。

手疗

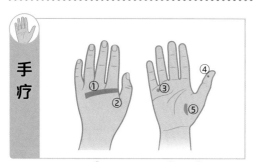

主穴：胸和乳房①、胸腺淋巴结②、肝③反射区
配穴：垂体④、胃脾大肠⑤反射区

足疗

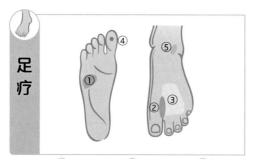

主穴：肝①、胸部淋巴结②、胸腔和乳房③反射区
配穴：垂体④、上身淋巴结⑤反射区

耳疗

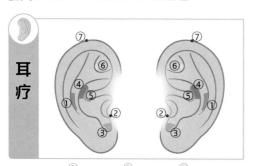

主穴：胸椎①、肾上腺②、内分泌③反射区
配穴：肝④、胃⑤、神门⑥、耳尖⑦反射区

手疗反射区

胸和乳房反射区：
手背第2、第3、第4掌骨的远端。

肝反射区：
右手掌侧及背侧，第4、第5掌骨体中点之间。

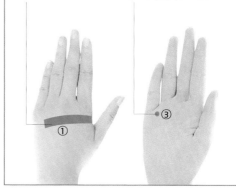

疗法之一

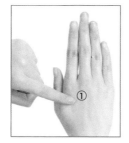

揉胸和乳房反射区①3~5分钟，每日1~2次，5日为1个疗程。

疗法之二

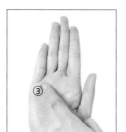

按肝反射区③3~5分钟，每日1~2次，5日为1个疗程。

保持清洁，正确哺乳防炎症

　　妊娠期要保持乳头清洁卫生，妊娠最后两个月每天应用温水清洗乳头、乳晕。哺乳期正确哺乳很重要，一般3～4小时哺乳一次，每次15～20分钟，两侧乳房交替使用。

足疗反射区

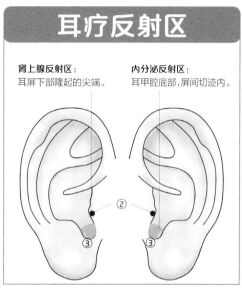

胸部淋巴结反射区：
双足背第1、第2跖骨之间的间缝处。

胸腔和乳房反射区：
双足背第2、第3、第4跖骨之间的大片区域。

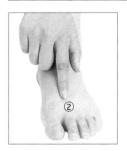

疗法之一

　　按胸部淋巴结反射区[2]3～5分钟，每日1次，5日为1个疗程。

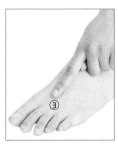

疗法之二

　　揉胸腔和乳房反射区[3]3～5分钟，以被按摩部位酸胀为度，每日1次，5日为1个疗程。

耳疗反射区

肾上腺反射区：
耳屏下部隆起的尖端。

内分泌反射区：
耳甲腔底部，屏间切迹内。

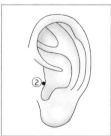

疗法之一

　　直压肾上腺反射区[2]3～5分钟，中等刺激，双耳交替进行，每日1～2次，5日为1个疗程。

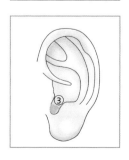

疗法之二

　　对压内分泌反射区[3]3～5分钟，中等刺激，双耳交替进行，每日1～2次，5日为1个疗程。

风邪侵袭、过敏等因素引起

荨麻疹

荨麻疹是指皮肤、黏膜小血管扩张及渗透性增加而引起的机体反应。通常是由各种过敏性刺激引起，如接触过敏物质、服用某些药物。主要表现为皮肤出现大小不等、形状不同的风团，颜色鲜红或苍白。

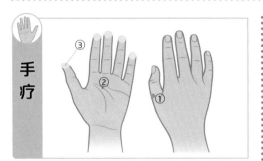

手疗

主穴：甲状旁腺①、肾上腺②反射区
配穴：额窦③反射区

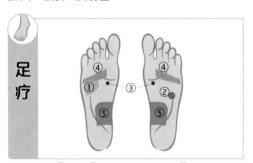

足疗

主穴：肝①、脾②反射区，涌泉穴③
配穴：肺和支气管④、小肠⑤反射区

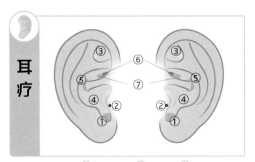

耳疗

主穴：内分泌①、肾上腺②、神门③反射区
配穴：肺④、胃⑤、大肠⑥、小肠⑦反射区

手疗反射区

肾上腺反射区：
双手掌侧第2、第3掌骨之间，距第2、第3掌骨头1.5~2厘米处。

甲状旁腺反射区：
双手背，手桡侧第1掌指关节的凹陷处。

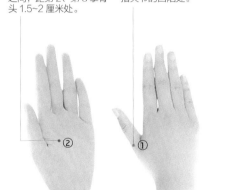

疗法之一

点甲状旁腺反射区①3~5分钟，每日1~2次，3~5日为1个疗程。

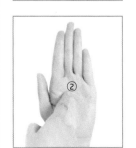

疗法之二

按肾上腺反射区②3~5分钟，每日1~2次，3~5日为1个疗程。

足浴调治荨麻疹

患了荨麻疹后，可以将5克薄荷叶和5克蝉蜕一起煎水来泡脚，每次泡20分钟，每天泡1次，即可缓解病症。同时，饮食要清淡，忌食辛辣刺激、腥发之物。

足疗反射区及穴位

肝反射区：
右足底外侧，第4、第5跖骨之间。

涌泉穴：
双足底第2、第3趾趾横纹头端与足跟连线的前1/3和后2/3交点上。

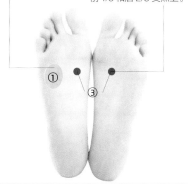

 疗法之一

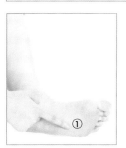

揉肝反射区[1]3～5分钟，以被按摩部位酸胀为度，每日1次，3～5日为1个疗程。

疗法之二

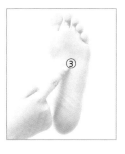

按涌泉穴[3]3～5分钟，每日1次，3～5日为1个疗程。

耳疗反射区

内分泌反射区：
耳甲腔底部，屏间切迹内。

神门反射区：
在三角窝内，对耳轮上、下脚分叉处稍上方。

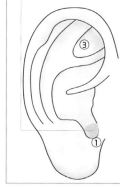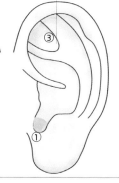

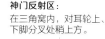 **疗法之一**

对压内分泌反射区[1]3～5分钟，中等刺激，双耳交替进行，每日2~3次，3～5日为1个疗程。

疗法之二

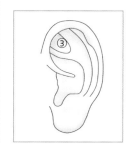

直压神门反射区[3]3～5分钟，中等刺激，双耳交替进行，每日2~3次，3～5日为1个疗程。如有时间，可加上配穴。

湿邪熏蒸、伤及阴血引起

湿疹

湿疹是由多种原因引起的瘙痒剧烈的一种常见皮肤炎症，主要表现为皮肤出现阵发性奇痒，皮损多对称分布。急性湿疹患者还会出现红斑、丘疹、水疱、糜烂等症状。

手疗

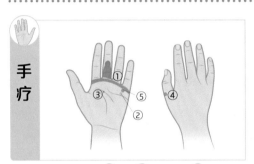

主穴：肺和支气管①、脾②、肾上腺③反射区
配穴：甲状旁腺④、心⑤反射区

足疗

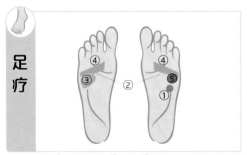

主穴：脾①、肾上腺②、肝③反射区
配穴：肺和支气管④、心⑤反射区

耳疗

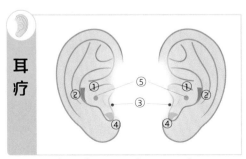

主穴：肺①、脾②、肾上腺③、内分泌④反射区
配穴：心⑤反射区

手疗反射区

肺和支气管反射区：
肺反射区位于双手掌侧，横跨第2、第3、第4、第5掌骨，靠近掌指关节区域；支气管反射区位于中指第3节指骨，中指根部为反射敏感地带。

肾上腺反射区：
双手掌侧第2、第3掌骨之间，距第2、第3掌骨头1.5~2厘米处。

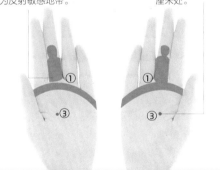

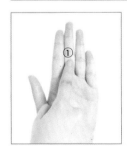

疗法之一

推肺和支气管反射区①3~5分钟，每日按摩1~2次，3~5日为1个疗程。

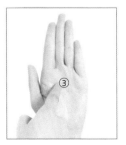

疗法之二

按肾上腺反射区③3~5分钟，每日按摩1次，3~5日为1个疗程。

巧用食物治湿疹

　　将适量薏米、赤小豆一起熬粥，煮至烂熟后，加入白糖调味，早晚各食1次；或者将绿豆、海带与糯米一起熬粥，调入红糖早晚食用，均能有效缓解湿疹症状。

足疗反射区

肾上腺反射区：
双足底第2、第3跖骨之间，足底"人"字形交叉点后方凹陷处。

脾反射区：
左足底第4、第5趾中间延长线与足底最宽部位水平线交点处的下方1~2横指处。

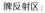
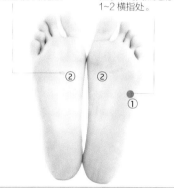

疗法之一

　　按脾反射区[1]3~5分钟，以被按摩部位酸胀为度，每日1次，3~5日为1个疗程。

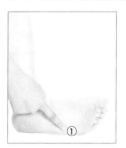

疗法之二

　　揉肾上腺反射区[2]3~5分钟，每日1次，3~5日为1个疗程。

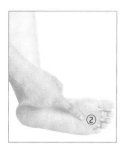

耳疗反射区

脾反射区：
耳甲腔后上方。

肾上腺反射区：
耳屏下部隆起的尖端。

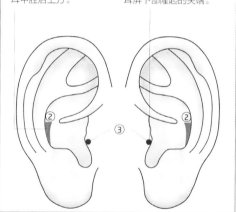

疗法之一

　　直压脾反射区[2]3~5分钟，中等刺激，双耳交替进行，每日1~2次，3~5日为1个疗程。

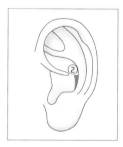

疗法之二

　　点压肾上腺反射区[3]3~5分钟，中等刺激，双耳交替进行，每日1~2次，3~5日为1个疗程。

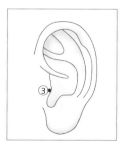

常做足浴能活血通络

用温热的水泡脚能促进血液循环，增强足疗效果，因此在足疗之前一般要用热水泡脚。即使不做足疗，养成每天足浴的习惯，也可以使身体由内而外暖和起来，有效改善身体不适，提高身体免疫力。

足浴的作用原理

俗话说："春天洗脚，升阳固脱；夏天洗脚，暑湿可祛；秋天洗脚，肺润肠濡；冬天洗脚，丹田温灼。"

我们都知道，足部连接着人体的6条经脉——足三阴经和足三阳经，这6条经脉的起始点都在足部。足部穴位多达60多个，大约占人体全身穴位的1/10；人的肺、肠、心、脑、肝、胆、肾、胰、膀胱等脏腑器官，都能在足部找到反射区。经常进行足浴，能使足部的众多穴位和反射区受到热力刺激，从而促使血脉流通，帮助调理脏腑，平衡阴阳，疏通经脉，达到强身健体，提高免疫力，防病祛病，延缓衰老的目的。

利用药物进行足浴，保健养生的效果会更好。因为利用药物足浴时，药物在热力的作用下，能够通过足部反射区到达五脏六腑，既能促进气血运行，使得毛细血管通畅，疏通经络，还能改善全身组织的营养状况，增强机体的新陈代谢。

日常足浴的方法

专业足浴盆固然是非常方便的选择，但利用家里已有的东西也能轻松进行足浴。

（1）使用浴缸足浴：将40℃的温水注入浴缸大约1/3的位置，将浴缸上面的盖子盖住2/3左右，然后坐到浴缸边缘，把脚伸到水中浸泡20分钟。

（2）使用脸盆进行足浴：因为种种原因，可能不少人家里并没有安装浴缸，而只使用淋浴。对于总是淋浴的人来说，可以在淋浴的时候把脚泡在脸盆里进行足浴，这样也能享受足浴的美妙。值得注意的是，站着进行足浴容易滑倒，建议大家注意安全，最好购置防滑座椅。

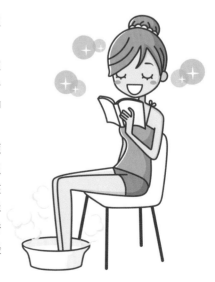

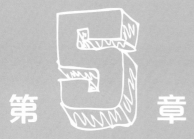

第5章

五官科和男科疾病的手足耳按摩法

五官科疾病是指包括鼻科、耳科、喉科、眼科和口腔科在内的所有疾病。它们对人体造成很大的伤害，严重影响了我们的正常生活。男科疾病则是指男性生殖系统方面的病变，如何预防和治疗也是人们十分关心的问题。本章将介绍常见五官科和男科疾病的手足耳按摩疗法。

过敏性鼻炎

过敏性鼻炎是身体接触过敏原后出现的以鼻黏膜病变为主的鼻部炎症。其主要症状为开始时出现阵发性鼻痒，接着连续打喷嚏，流大量清水鼻涕，伴有不同程度的鼻塞、嗅觉减退或消失等。

手疗

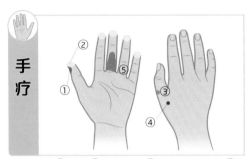

主穴：鼻①、额窦②、甲状旁腺③反射区，合谷穴④
配穴：肺和支气管⑤反射区

足疗

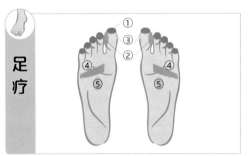

主穴：额窦①、三叉神经②、鼻③反射区
配穴：肺和支气管④、肾⑤反射区

耳疗

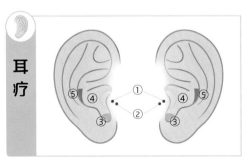

主穴：外鼻①、内鼻②、内分泌③反射区
配穴：肺④、脾⑤反射区

手疗反射区

鼻反射区：
双手掌侧拇指末节指腹桡侧面的中部。

额窦反射区：
双手掌面，10指顶端约1厘米的范围内。

疗法之一

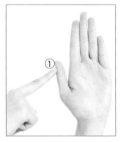

按鼻反射区①3～5分钟，每日按摩1次，10日为1个疗程。若时间充足，还可以加上配穴。

疗法之二

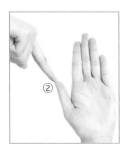

掐额窦反射区②3~5分钟，每日按摩1次，10日为1个疗程。

未病先防，远离过敏原

平常应尽量避免接触过敏原，如花粉、花草、灰尘、宠物、烟、酒；家中可使用具有空气清洁过滤功能的空调，还可以通过湿度调节器降低室内湿度。

足疗反射区

三叉神经反射区：
双足拇趾近第2趾的一侧。左侧三叉神经反射区在右足底，右侧相反。

鼻反射区：
双足拇趾趾腹内侧缘中延伸到足背拇趾趾甲根部，第1趾间关节前。

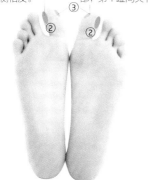

疗法之一

揉三叉神经反射区②3～5分钟，以被按摩部位酸胀为度，每日1次，10日为1个疗程。

疗法之二

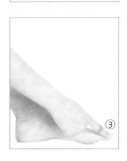

按鼻反射区③3～5分钟，以被按摩部位酸胀为度，每日1次，10日为1个疗程。

耳疗反射区

外鼻反射区：
耳屏外侧面正中稍前。

内分泌反射区：
耳甲腔底部，屏间切迹内。

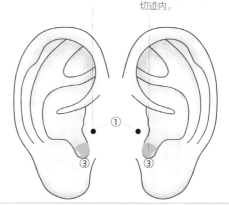

疗法之一

直压外鼻反射区①3～5分钟，中等刺激，双耳交替进行，每日1次，10日为1个疗程。

疗法之二

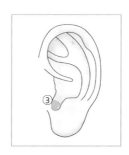

对压内分泌反射区③3～5分钟，中等刺激，双耳交替进行，每日1次，10日为1个疗程。如有时间，可加上配穴。

病菌侵入所致

扁桃体炎

扁桃体炎是指扁桃体被溶血性链球菌、肺炎双球菌、葡萄球菌等侵入感染而引起的炎症。其主要症状为咽痛，并且伴有发热恶寒、头痛、全身不适、咽喉充血、扁桃体肿大等。

手疗

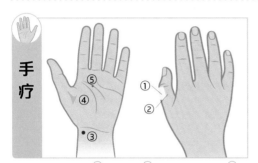

主穴：喉和气管①、扁桃体②反射区，太渊穴③
配穴：胃④、肾上腺⑤反射区

足疗

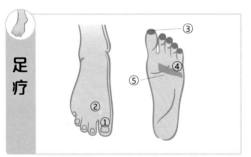

主穴：扁桃体①、喉部和气管②、额窦③反射区
配穴：肺和支气管④、肾上腺⑤反射区

耳疗

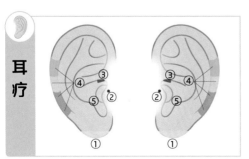

主穴：扁桃体①、咽喉②、口③反射区，耳轮④
配穴：肺⑤反射区

手疗反射区及穴位

喉和气管反射区：
双手拇指近节指骨背侧中央。

太渊穴：
在腕掌侧横纹桡侧端，桡动脉搏动处。

疗法之一

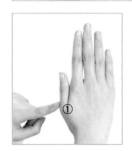

推喉和气管反射区3~5分钟，每日按摩1~2次，3~5日为1个疗程。

疗法之二

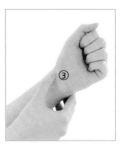

按太渊穴3~5分钟，每日按摩1~2次，3~5日为1个疗程。

食疗偏方缓解症状

　　雪梨榨汁喝，有退热、润喉、止痛的作用，能帮助缓解扁桃体炎症状；金橘也有缓解咽喉炎症的作用。此外，将6克左右的甘草加水煎煮，然后滤渣喝汁，也能治扁桃体炎。

足疗反射区

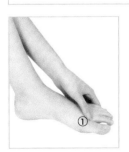

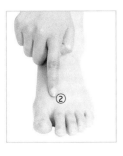

扁桃体反射区：
双足拇趾背，近端趾骨背面背伸肌两侧的凹陷中。

喉部和气管反射区：
咽喉反射区在足背第1跖趾关节外上方，气管反射区在第1跖骨基底外侧。

疗法之一

　　按扁桃体反射区 3～5分钟，以被按摩部位酸胀为度，每日1～2次，3～5日为1个疗程。

疗法之二

　　揉喉部和气管反射区 3～5分钟，每日1～2次，3～5日为1个疗程。

耳疗反射区

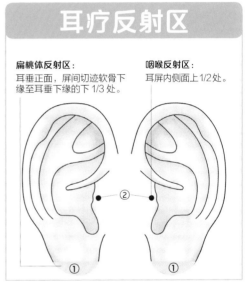

扁桃体反射区：
耳垂正面，屏间切迹软骨下缘至耳垂下缘的下 1/3 处。

咽喉反射区：
耳屏内侧面上1/2处。

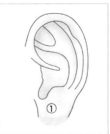

疗法之一

　　对压扁桃体反射区 3～5分钟，中等刺激，每日1～2次，3～5日为1个疗程。

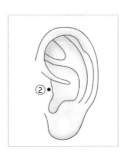

疗法之二

　　直压咽喉反射区 3～5分钟，中等刺激，每日1～2次，3～5日为1个疗程。

面瘫

面部神经受损引起

面瘫是指面部神经麻痹，以面部表情肌群运动功能障碍为主要特征。一般症状是口眼歪斜。此病主要由面部受凉、物理性损伤、病毒入侵等原因引起，通常起病较急。

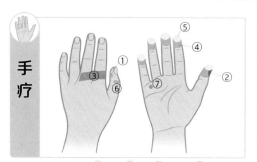

手疗

主穴：三叉神经①、鼻②、眼③、大脑④反射区
配穴：额窦⑤、上颌和下颌⑥、肝⑦反射区

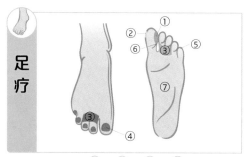

足疗

主穴：三叉神经①、鼻②、眼③、脸④反射区
配穴：额窦⑤、小脑和脑干⑥、脾⑦反射区

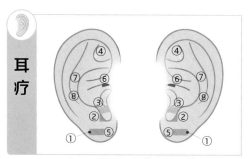

耳疗

主穴：面颊①、额②、三焦③、神门④反射区
配穴：眼⑤、口⑥、肝⑦、脾⑧反射区

手疗反射区

三叉神经反射区：
双手掌面，拇指指腹尺侧缘远端，即第1指骨远节指骨中上部尺侧缘。

眼反射区：
双手手掌和手背的第2、第3指根部。

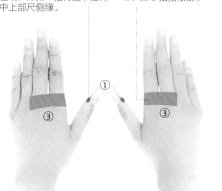

疗法之一

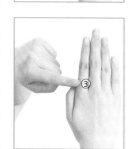

按三叉神经反射区①3~5分钟，每日1次，10日为1个疗程。

疗法之二

推眼反射区③3~5分钟，每日1次，10日为1个疗程。

预防面瘫小贴士

冬季注意面部保暖，夏季避免电风扇、空调直吹。此外，每天要保证充足的睡眠，并积极进行户外活动，参加体育锻炼，提高身体的免疫力。

足疗反射区

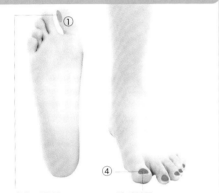

三叉神经反射区：
双足拇趾近第 2 趾的一侧。左侧三叉神经反射区在右足底，右侧相反。

脸反射区：
双足背，10 趾趾甲处。

疗法之一

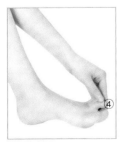

揉三叉神经反射区 3 ~ 5分钟，以被按摩部位酸胀为度，每日1次，10日为1个疗程。

疗法之二

按脸反射区 3 ~ 5分钟，以被按摩部位酸胀为度，每日1次，10日为1个疗程。如有时间，可加上配穴。

耳疗反射区

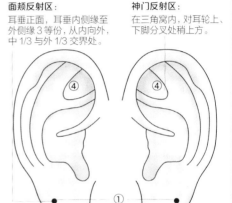

面颊反射区：
耳垂正面，耳垂内侧缘至外侧缘 3 等份，从内向外，中 1/3 与外 1/3 交界处。

神门反射区：
在三角窝内，对耳轮上、下脚分叉处稍上方。

疗法之一

直压面颊反射区 3 ~ 5分钟，中等刺激，每日1次，10日为1个疗程。

疗法之二

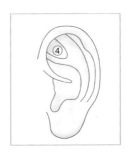

直压神门反射区 3 ~ 5分钟，中等刺激，每日1次，10日为1个疗程。

中耳炎

中耳炎，俗称"烂耳朵"，是累及中耳全部或部分结构的炎性病变，有化脓性和非化脓性两种。其主要表现为耳痛、耳鸣、重听，化脓性还伴发热、头痛、食欲不振等症状。

手疗

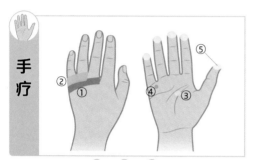

主穴：内耳迷路①、耳②、肾③反射区
配穴：肝④、额窦⑤反射区

足疗

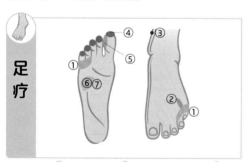

主穴：耳①、内耳迷路②反射区，太溪穴③
配穴：额窦④、三叉神经⑤、肝⑥、肾⑦反射区

耳疗

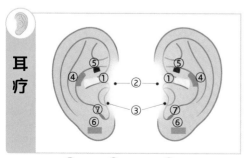

主穴：耳中①、外耳②、肾上腺③反射区
配穴：肝④、肾⑤、眼⑥、皮质下⑦反射区

手疗反射区

肾反射区：
双手手掌中央。

耳反射区：
双手手掌和手背的第4、第5指指根部。

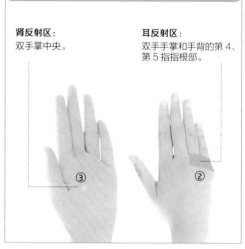

疗法之一

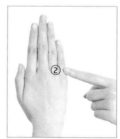

揉耳反射区②3～5分钟，每日按摩1次，10日为1个疗程。

疗法之二

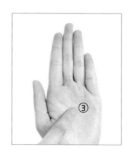

按肾反射区③3～5分钟，每日按摩1次，10日为1个疗程。

中耳炎患者饮食宜忌

中耳炎患者忌食辛辣、刺激性食物和热性补药，如姜、胡椒、酒、羊肉、辣椒、人参、鹿茸等；宜多吃能清热消炎的食物，如黄瓜、苦瓜、鲤鱼、银鱼、大黄鱼、泥鳅等。

足疗反射区及穴位

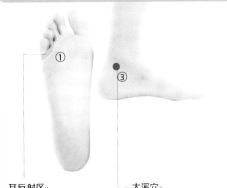

耳反射区：
双足第 4、第 5 趾（包括足底和足背两个位置）根部横纹区域。

太溪穴：
双足内侧，内踝后方与脚跟骨筋腱之间的凹陷处。

疗法之一

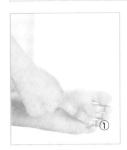

　　按耳反射区 3~5 分钟，以被按摩部位酸胀为度，每日 1 次，10 日为 1 个疗程。

疗法之二

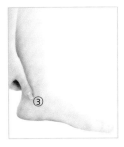

　　按太溪穴 3~5 分钟，每日 1 次，10 日为 1 个疗程。

耳疗反射区

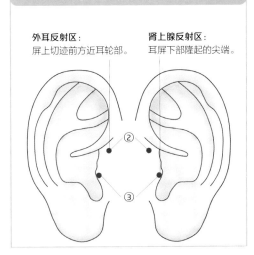

外耳反射区：
屏上切迹前方近耳轮部。

肾上腺反射区：
耳屏下部隆起的尖端。

疗法之一

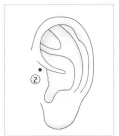

　　点压外耳反射区 3~5 分钟，中等刺激，双耳交替进行，每日 1 次，7 日为 1 个疗程。

疗法之二

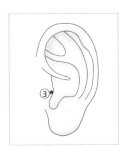

　　直压肾上腺反射区 3~5 分钟，中等刺激，双耳交替进行，每日 1 次，7 日为 1 个疗程。

麦粒肿

麦粒肿俗称"针眼",是由于睫毛毛囊附近的皮脂腺或者睑板腺受细菌感染引起的一种化脓性炎症。患者的眼睑又痛又痒,局部皮肤红肿疼痛,接着红肿热痛进一步加剧,甚至会导致头面肿痛。

手疗

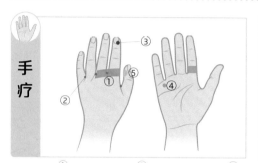

主穴:眼①、头颈淋巴结②反射区,商阳穴③
配穴:肝④、三叉神经⑤反射区

足疗

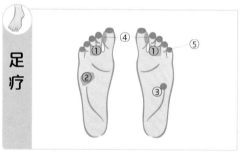

主穴:眼①、肝②、脾③、三叉神经④反射区
配穴:额窦⑤反射区

耳疗

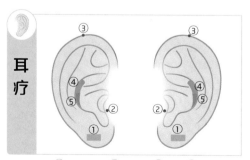

主穴:眼①、肾上腺②、耳尖③、肝④反射区
配穴:脾⑤反射区

手疗反射区及穴位

眼反射区:
双手手掌和手背的第2、第3指指根部。

商阳穴:
双手食指桡侧,指甲角旁0.1寸。

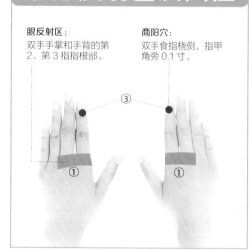

疗法之一

推眼反射区①
3~5分钟,每日按摩
2~3次。

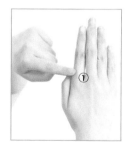

疗法之二

按商阳穴③3~5
分钟,每日按摩
2~3次。

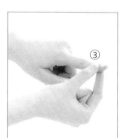

注意用眼卫生，不吃辛辣食物

麦粒肿多与饮食不节、不注意眼部卫生有关，所以我们平时应注意用眼卫生，不用脏手接触眼睛；同时要劳逸结合，不熬夜，不长时间用眼；并少吃辛辣食物，以防复发。

足疗反射区

肝反射区：
右足底外侧，第4、第5跖骨之间。

眼反射区：
双足底第2、第3趾根部横纹区域。

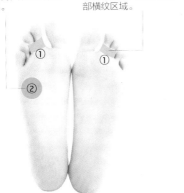

疗法之一

按眼反射区3~5分钟，以被按摩部位酸胀为度，每日2~3次。

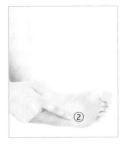

疗法之二

揉肝反射区3~5分钟，以被按摩部位酸胀为度，每日2~3次。

耳疗反射区

眼反射区：
耳垂正面，耳垂内侧缘至外侧缘3等份，从内向外的中1/3处。

肝反射区：
耳甲艇的后下部。

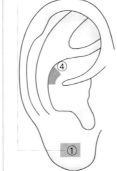
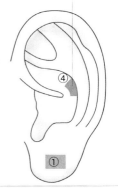

疗法之一

对压眼反射区3~5分钟，中等刺激，双耳交替进行，每日2~3次。

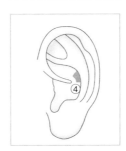

疗法之二

直压肝反射区3~5分钟，中等刺激，双耳交替进行，每日2~3次。

精关不固、精室受扰引起

遗精

遗精是指男性在睡眠中有精液泄出，成年未婚男子平均每周遗精一次属正常生理现象，但是如果经常遗精，并伴有腰酸乏力、耳鸣、头晕、心悸、失眠等症状，则为病态，需及时治疗。

手疗

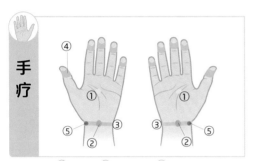

主穴：肾①、睾丸②、前列腺③反射区
配穴：大脑④、腹股沟⑤反射区

足疗

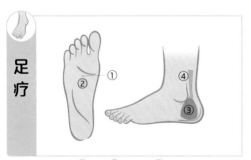

主穴：肾上腺①、肾②、睾丸③反射区
配穴：下腹部④反射区

耳疗

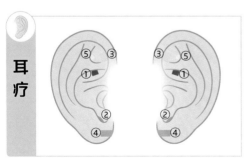

主穴：肾①、皮质下②、内生殖器③反射区
配穴：垂前④、神门⑤反射区

手疗反射区

肾反射区：
双手掌中央。

前列腺反射区：
双手掌侧腕横纹中点两侧的带状区域。

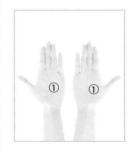

疗法之一

揉肾反射区3～5分钟，每日按摩1次，10日为1个疗程。

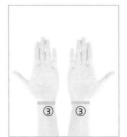

疗法之二

推前列腺反射区3～5分钟，每日按摩1次，10日为1个疗程。

预防遗精小常识

遗精时不要强行忍精，更不要用手捏住阴茎不使精液流出；遗精之后应避免受凉，更不宜用冷水洗浴，以防寒邪乘虚而入；平时还要戒烟酒，少食辛辣刺激性食物。

足疗反射区

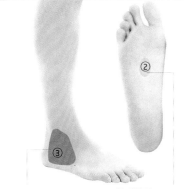

睾丸反射区：
双足跟外侧，外踝后下方的梨形区域。

肾反射区：
双足底第2、第3跖骨近端，相当于前足底"人"字纹交叉顶点下方的凹陷处。

疗法之一

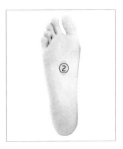

搓肾反射区3~5分钟，以被按摩部位酸胀为度，每日1次，10日为1个疗程。

疗法之二

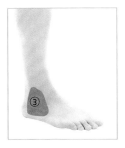

揉睾丸反射区3~5分钟，每日1次，10日为1个疗程。

耳疗反射区

肾反射区：
对耳轮上、下脚分叉处下方。

内生殖器反射区：
三角窝前1/3处的下方。

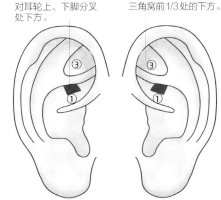

疗法之一

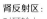

点压肾反射区3~5分钟，中等刺激，每日1次，10日为1个疗程。

疗法之二

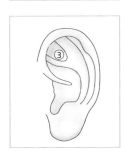

对压内生殖器反射区3~5分钟，中等刺激，每日1次，10日为1个疗程。

命门火衰、精气亏乏引起

阳痿

阳痿是指阴茎不能勃起或者虽能勃起但不坚硬，不能正常性交，或者虽然能够性交，但不经射精就自行痿软。患者通常伴有头晕、耳鸣、健忘、腰膝酸软、面色萎黄等症状，甚至全身疲乏，夜寐不宁。

手疗

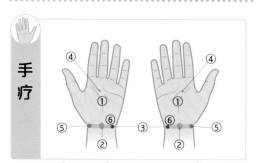

主穴：肾①、睾丸②反射区，神门穴③
配穴：肾上腺④、腹股沟⑤、前列腺⑥反射区

足疗

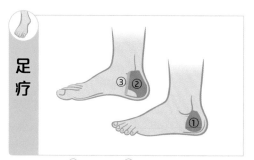

主穴：睾丸①、前列腺②反射区
配穴：阴茎③反射区

耳疗

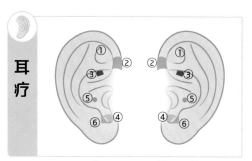

主穴：内生殖器①、外生殖器②、肾③反射区
配穴：内分泌④、心⑤、额⑥反射区

手疗反射区及穴位

肾反射区：
双手掌中央。

神门穴：
在腕部，腕掌侧横纹尺侧端，尺侧腕屈肌腱的桡侧凹陷处。

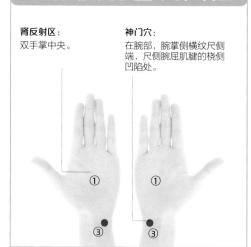

疗法之一

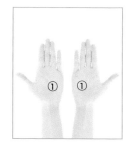

推肾反射区①3~5分钟，每日1次，10日为1个疗程。

疗法之二

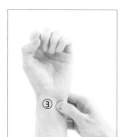

按神门穴③3~5分钟，每日2~3次，10日为1个疗程。

放松情绪多补肾

阳痿患者要学会放松情绪，保持乐观心情、愉快心境。患者应适量吃有补肾壮阳功效的食物，如狗肉、羊肉、牛鞭、鸡蛋、花生、核桃、山药、银杏、冻豆腐、海参等。

足疗反射区

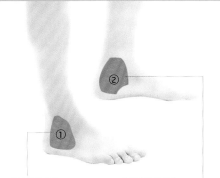

睾丸反射区：
双足跟外侧，外踝后下方的梨形区域。

前列腺反射区：
足跟内侧，内踝后下方，为上小下大的梨形区域。其敏感点在直角顶点处。

疗法之一

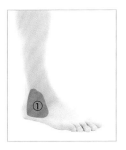

揉睾丸反射区 3~5 分钟，以被按摩部位酸胀为度，每日 1 次，10 日为 1 个疗程。

疗法之二

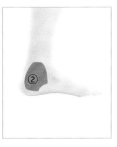

按前列腺反射区 3~5 分钟，每日 2~3 次，10 日为 1 个疗程。

耳疗反射区

内生殖器反射区：
三角窝前 1/3 处的下方。

外生殖器反射区：
与对耳轮上脚前缘相对的耳轮处稍下方。

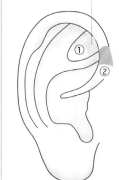
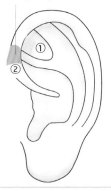

疗法之一

对压内生殖器反射区 3~5 分钟，中等刺激，每日 1 次，10 日为 1 个疗程。

疗法之二

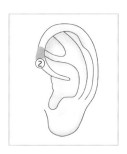

对压外生殖器反射区 3~5 分钟，中等刺激，每日 1 次，10 日为 1 个疗程。

前列腺炎

前列腺炎有急性和慢性之分。急性通常以膀胱刺激症状和终端血尿、会阴部疼痛为主要症状；慢性通常表现为排尿延迟、尿不净、遗精、阳痿、早泄等。

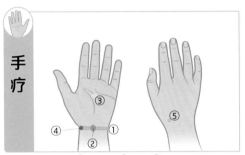

手疗

主穴：前列腺①、睾丸②、肾③反射区
配穴：腹股沟④、下身淋巴结⑤反射区

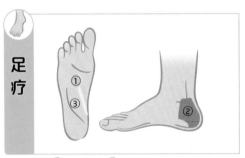

足疗

主穴：肾①、前列腺②反射区
配穴：输尿管③反射区

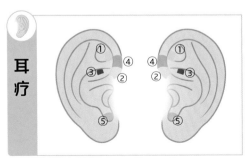

耳疗

主穴：内生殖器①、尿道②、肾③反射区
配穴：外生殖器④、内分泌⑤反射区

手疗反射区

肾反射区：
双手掌中央。

前列腺反射区：
双手掌侧腕横纹中点两侧的带状区域。

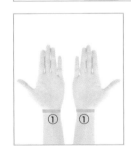

疗法之一

推前列腺反射区 3～5分钟，每日1次，10日为1个疗程。

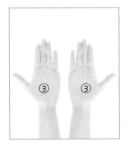

疗法之二

按肾反射区③ 2~3分钟，每日2次，10日为1个疗程。

调治前列腺炎从细节做起

忌久坐和熬夜；饮食上忌辛辣食物，以免扩张血管，压迫或刺激尿道；合理安排性生活，定期排放精液，能有效缓解前列腺的胀满感，有助于维持前列腺的健康。

足疗反射区

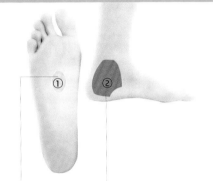

肾反射区：
双足底第2、第3跖骨近端，相当于前足底"人"字纹交叉顶点下方的凹陷处。

前列腺反射区：
足跟内侧，内踝后下方，为上小下大的梨形区域。其敏感点在直角顶点处。

疗法之一

揉肾反射区1 3~5分钟，每日1次，10日为1个疗程。

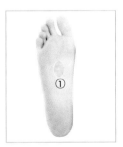

疗法之二

按前列腺反射区2 3~5分钟，每日1次，10日为1个疗程。

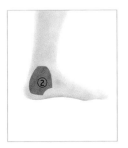

耳疗反射区

肾反射区：
对耳轮上、下脚分叉处下方。

内生殖器反射区：
三角窝前 1/3 处的下方。

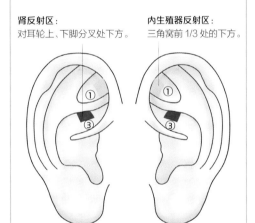

疗法之一

直压内生殖器反射区1 3~5分钟，中等刺激，每日1次，10日为1个疗程。

疗法之二

对压肾反射区3 3~5分钟，中等刺激，每日1次，10日为1个疗程。

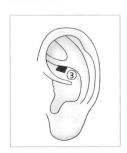

Column

常按五大保健特区强过吃补品

中医认为，人体有五大保健特区，分别在背部、脊椎、前胸、肚脐和耳部。

特区一　背部

在每天早晚擦（搓）背、拍背或用保健锤敲背部（包括颈部），或采取背部按摩理疗如背部刮痧、捏脊、拔火罐等，都可以疏通经络、安心宁神，不仅帮助预防感冒，也对中老年慢性疾病有一定的辅助治疗作用。

特区二　脊椎

对脊椎特区进行针刺、蜂疗及艾灸等，对脊椎各段脊髓神经疼痛以及强直性脊椎炎有很好的治疗效果。此外，每天晚上对脊椎进行按摩理疗、刮痧、拔火罐，或轻轻拍打，可以有效治疗儿童厌食、偏食症。

特区三　前胸

一个人免疫功能的强弱，很大程度上取决于胸腺浓度的高低。对胸腺予以调理刺激，可以抗病防癌、强身延年。

前胸按摩方法如下：用右手按在右乳上方，手指斜向下，适度用力推擦至左下腹，来回擦摩50次；换左手用同样方法擦摩50次；还可用两手掌交替拍打前胸后背，每次拍100余下，早晚各做一次。

特区四　肚脐

按揉刺激肚脐部，可益肺固肾，安神宁心，舒肝利胆，通利三焦，防病健体。具体方法是：双手重叠，按于肚脐，适度用力，同时保持呼吸自然，顺时针方向绕脐揉腹。

特区五　耳部

耳为肾之窍，经常搓耳能起到健肾壮腰、养身延年的作用。具体方法是：双手掌轻握双耳郭，先从前向后搓50次，再由后向前搓50次，以使耳郭皮肤略有潮红，局部稍有烘热感为宜。

若身体患有某些慢性疾病，在搓耳郭之后，还应搓相应区域。如高血压患者在应加上搓耳轮后沟，腰腿酸痛患者应加上搓捏耳舟区域。

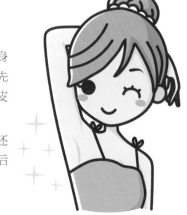

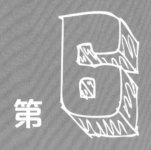

第 **6** 章

常见妇产科疾病的手足耳按摩法

妇科疾病是指女性生殖系统方面的疾病，是多发的常见病。由于不善调理，很多女性的健康状况并不理想，甚至给正常的工作和生活带来极大的不便。本章将重点介绍常见妇产科疾病的手足耳按摩疗法。

闭经

闭经是一种妇科疾病的常见症状，是指女性应有月经，但是超过一定时限仍然没有来潮。青春前期、妊娠期、哺乳期和绝经期后无月经的人除外。闭经分为原发性闭经、继发性闭经和假性闭经三种。

手疗

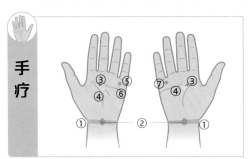

主穴：子宫①、卵巢②、肾上腺③反射区
配穴：肾④、心⑤、脾⑥、肝⑦反射区

足疗

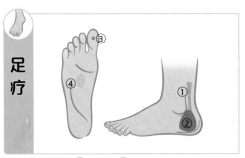

主穴：下腹部①、卵巢②反射区
配穴：垂体③、肾④反射区

耳疗

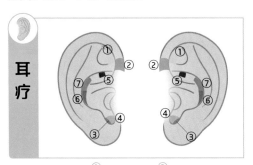

主穴：内生殖器①、外生殖器②反射区
配穴：皮质下③、内分泌④、肾⑤、脾⑥、肝⑦反射区

手疗反射区

子宫反射区：
双手掌侧，腕横纹中点两侧的带状区域。

卵巢反射区：
双手掌腕横纹中点处。

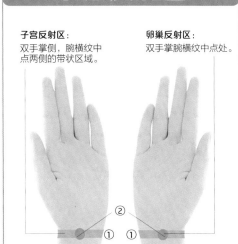

疗法之一

揉子宫反射区①3~5分钟，每日按摩1次，7日为1个疗程。

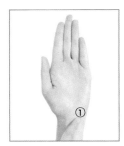

疗法之二

按卵巢反射区②3~5分钟，每日按摩1次，7日为1个疗程。

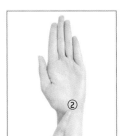

益气养血的"调经粥"

先用15克当归煎水，再把5枚红枣与100克粳米放入当归水中熬粥，最后加入红糖调味，即成"调经粥"。每天早晚食用，10日为1个疗程，可治疗气血不足导致的闭经。

足疗反射区

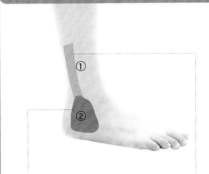

卵巢反射区：
双足跟外侧，外踝后下方的梨形区域。

下腹部反射区：
外踝后方的凹陷带状区域，上界不超过外踝上3寸。敏感点在外踝后上方。

疗法之一

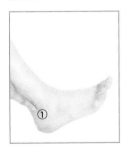

推下腹部反射区①3～5分钟，以被按摩部位酸胀为度，每日1次，7日为1个疗程。

疗法之二

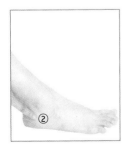

揉卵巢反射区②3～5分钟，每日1次，7日为1个疗程。

耳疗反射区

内生殖器反射区：
三角窝前1/3处的下方。

外生殖器反射区：
与对耳轮上脚前缘相对的耳轮处稍下方。

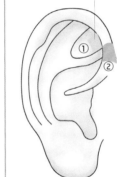
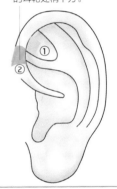

疗法之一

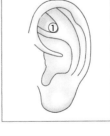

直压内生殖器反射区①3～5分钟，中等刺激，双耳交替进行，每日1次，7日为1个疗程。

疗法之二

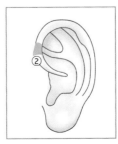

对压外生殖器反射区②3～5分钟，中等刺激，双耳交替进行，每日1次，7日为1个疗程。

气滞血淤、肝肾不足引起

痛经

痛经是指女性在月经前后或者在行经过程中出现的下腹部及腰骶部疼痛，有原发性痛经和继发性痛经两种，患者常伴有头晕、腰酸、恶心、发烧、乏力等症状。

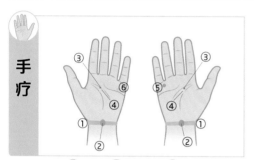

手疗

主穴：子宫①、卵巢②、肾上腺③反射区
配穴：肾④、肝⑤、脾⑥反射区

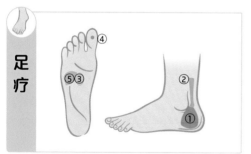

足疗

主穴：卵巢①、下腹部②、肾③反射区
配穴：垂体④、肝⑤反射区

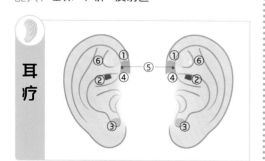

耳疗

主穴：内生殖器①、肾②、内分泌③反射区
配穴：外生殖器④、交感⑤、神门⑥反射区

手疗反射区

子宫反射区：
双手掌侧，腕横纹中点两侧的带状区域。

肾上腺反射区：
双手掌侧第2、第3掌骨之间，距第2、第3掌骨头1.5~2厘米处。

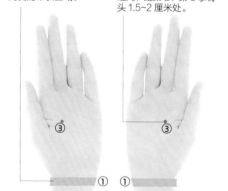

疗法之一

揉子宫反射区①3~5分钟，每日按摩2~3次，7日为1个疗程。

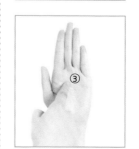

疗法之二

按肾上腺反射区③3~5分钟，每日按摩2~3次，7日为1个疗程。

适量运动缓解痛经

在月经来临前进行适量运动，能有效缓解痛经。如简单瑜伽操就能有效缓解痛经：可以做弯膝跪下，坐在脚跟上的动作；也可前额贴地，双臂靠着身体两侧伸直，保持5分钟左右。

足疗反射区

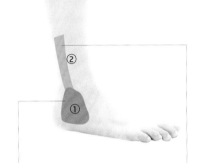

卵巢反射区：
双足跟外侧，外踝后下方的梨形区域。

下腹部反射区：
外踝后方的凹陷带状区域，上界不超过外踝上 3 寸。敏感点在外踝后上方。

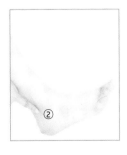

疗法之一

按卵巢反射区3～5分钟，以被按摩部位酸胀为度，每日1次，5日为1个疗程。

疗法之二

揉下腹部反射区3～5分钟，以被按摩部位酸胀为度，每日1次，5日为1个疗程。

耳疗反射区

内生殖器反射区：
三角窝前 1/3 处的下方。

内分泌反射区：
耳甲腔底部，屏间切迹内。

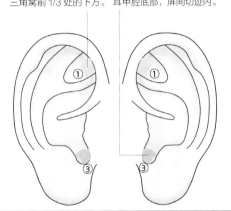

疗法之一

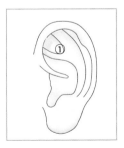

对压内生殖器反射区3～5分钟，中等刺激，双耳交替进行，每日1次，10日为1个疗程。

疗法之二

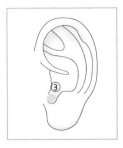

直压内分泌反射区3～5分钟，中等刺激，双耳交替进行，每日1次，10日为1个疗程。

气虚、血淤、肾虚等引起

月经不调

月经不调是指月经周期、经血量、经血的颜色等出现异常，主要表现为月经周期紊乱、经血量时少时多、经血的稀稠和颜色等都不正常，并伴有小腹胀痛、腰酸痛、心烦易怒等症状。

手疗

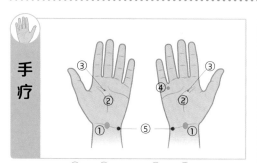

主穴：卵巢①、肾②、肾上腺③、肝④反射区
配穴：神门穴⑤

足疗

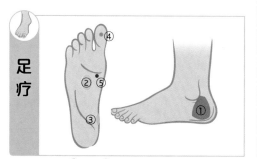

主穴：卵巢①、肾②反射区
配穴：膀胱③、垂体④反射区，涌泉穴⑤

耳疗

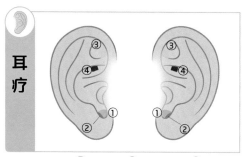

主穴：内分泌①、皮质下②、内生殖器③反射区
配穴：肾④反射区

手疗反射区

卵巢反射区：
双手掌腕横纹中点处。

肾反射区：
双手掌中央。

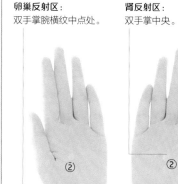

疗法之一

按卵巢反射区①50~100次，每日按摩1次，5日为1个疗程。

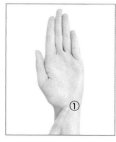

疗法之二

推肾反射区②3~5分钟，每日按摩1次，5日为1个疗程。

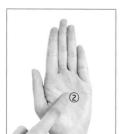

促进血液循环的柠檬蜂蜜茶

蜂蜜和柠檬组合在一起可以促进血液循环，具有温暖身体的功效。其制作方法也很简单：切半个柠檬，用榨汁机榨汁；在杯中放入榨好的柠檬汁和蜂蜜，加入温水充分搅拌即可。

足疗反射区

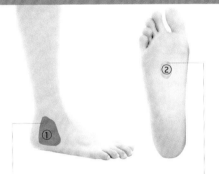

卵巢反射区：
双足跟外侧，外踝后下方的梨形区域。

肾反射区：
双足底第2、第3跖骨近端，相当于前足底"人"字纹交叉顶点下方的凹陷处。

疗法之一

推卵巢反射区①
3~5分钟，以被按摩部位酸胀为度，每日1次，7日为1个疗程。

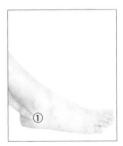

疗法之二

按肾反射区②
3~5分钟，以被按摩部位酸胀为度，每日1次，7日为1个疗程。

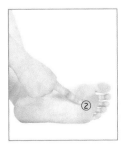

耳疗反射区

内分泌反射区：
耳甲腔底部，屏间切迹内。

内生殖器反射区：
三角窝前1/3处的下方。

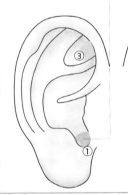
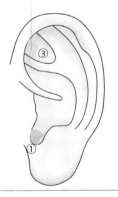

疗法之一

直压内分泌反射区①3~5分钟，中等刺激，每日1次，7日为1个疗程。

疗法之二

点压内生殖器反射区③3~5分钟，中等刺激，每日1次，7日为1个疗程。

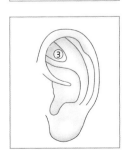

子宫平滑肌细胞增生引起
子宫肌瘤

子宫肌瘤是一种妇科常见的良性肿瘤，好发于30～50岁的女性。子宫肌瘤的原发部位一般在子宫肌层，主要表现为月经不调、经量过多、经期延长、贫血等症状。

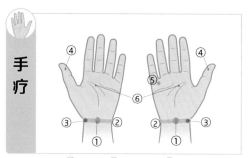

手疗

主穴：卵巢①、子宫②、腹股沟③反射区
配穴：垂体④、肝⑤、肾上腺⑥反射区

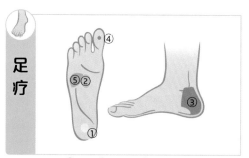

足疗

主穴：卵巢①、肾②、子宫③反射区
配穴：垂体④、肝⑤反射区

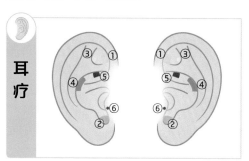

耳疗

主穴：内生殖器①、内分泌②、神门③反射区
配穴：肝④、肾⑤、肾上腺⑥反射区

手疗反射区

子宫反射区：
双手掌侧，腕横纹中点两侧的带状区域。

腹股沟反射区：
双手掌侧腕横纹的桡侧缘，桡骨头凹陷处。

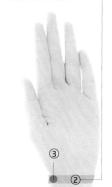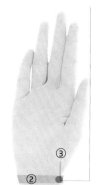

疗法之一

推子宫反射区②3～5分钟，每日按摩1次，7日为1个疗程。

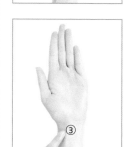

疗法之二

揉腹股沟反射区③3～5分钟，每日按摩1次，7日为1个疗程。

低脂饮食护子宫

　　高脂食物一旦进入人体，就会促进女性雌激素分泌。如果体内的雌激素水平长期处于过高状态，就会诱发子宫肌瘤。所以，要坚持低脂饮食，多吃五谷杂粮和新鲜的蔬菜、水果。

足疗反射区

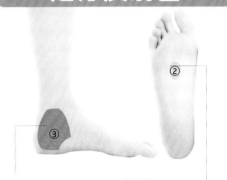

子宫反射区：
足跟内侧，内踝后下方，为上小下大的梨形区域。其敏感点在直角顶点处。

肾反射区：
双足底第2、第3跖骨近端，相当于前足底"人"字纹交叉顶点下方的凹陷处。

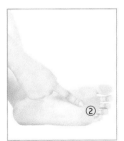

疗法之一

　　按肾反射区2 3～5分钟，每日1次，7日为1个疗程。

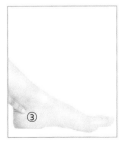

疗法之二

　　推子宫反射区3 3～5分钟，以被按摩部位酸胀为度，每日1次，7日为1个疗程。

耳疗反射区

内分泌反射区：
耳甲腔底部，屏间切迹内。

内生殖器反射区：
三角窝前 1/3 处的下方。

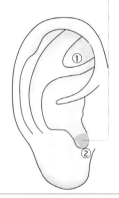
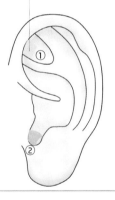

疗法之一

　　对压内生殖器反射区1 3～5分钟，中等刺激，每日1次，10日为1个疗程。

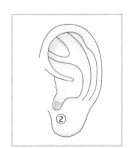

疗法之二

　　直压内分泌反射区2 3～5分钟，中等刺激，每日1次，10日为1个疗程。

血热、血淤、肾虚等引起
功能性子宫出血

功能性子宫出血是指生殖器官并无器质性病变，但由于内分泌失调而引起子宫内膜异常出血，可分为有排卵型和无排卵型两种。排卵型常见于生育期女性，无排卵型常见于青春期或绝经期女性。

手疗

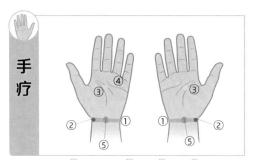

主穴：子宫①、腹股沟②、肾③、脾④反射区
配穴：卵巢⑤反射区

足疗

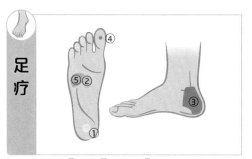

主穴：卵巢①、肾②、子宫③反射区
配穴：垂体④、肝⑤反射区

耳疗

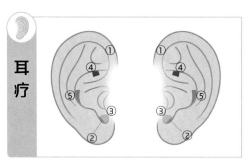

主穴：内生殖器①、皮质下②、内分泌③反射区
配穴：肾④、脾⑤反射区

手疗反射区

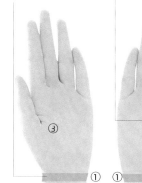
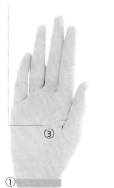

子宫反射区：
双手掌侧，腕横纹中点两侧的带状区域。

肾反射区：
双手掌中央。

疗法之一

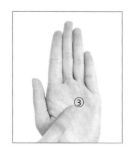

按子宫反射区①3~5分钟，每日1次，10日为1个疗程。

疗法之二

按肾反射区③3~5分钟，每日1次，10日为1个疗程。若时间充足，还可以加上配穴。

心理调节促康复

　　功能性子宫出血与心理因素密切相关，情绪异常、精神刺激都有可能诱发疾病。所以，患者需要积极调理情绪，通过自我松弛或放松训练促进康复。

足疗反射区

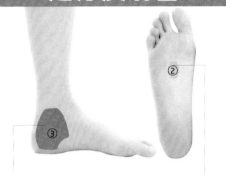

子宫反射区：
足跟内侧，内踝后下方，为上小下大的梨形区域。其敏感点在直角顶点处。

肾反射区：
双足底第2、第3跖骨近端，相当于前足底"人"字纹交叉顶点下方的凹陷处。

疗法之一

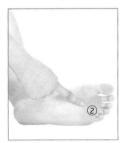

　　按肾反射区[2] 3～5分钟，每日1次，7日为1个疗程。

疗法之二

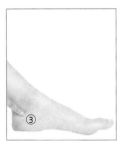

　　推子宫反射区[3] 3～5分钟，以被按摩部位酸胀为度，每日1次，7日为1个疗程。

耳疗反射区

皮质下反射区：
对耳屏内侧面。

内生殖器反射区：
三角窝前1/3处的下方。

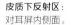
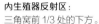
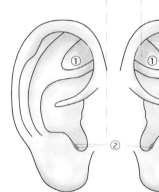

疗法之一

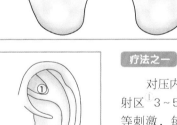

　　对压内生殖器反射区[1] 3～5分钟，中等刺激，每日1次，10日为1个疗程。

疗法之二

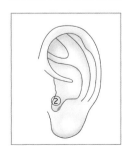

　　直压皮质下反射区[2] 3～5分钟，中等刺激，每日1次，10日为1个疗程。

毒邪感染、气血淤滞引起

盆腔炎

盆腔炎是指子宫、输卵管、卵巢及附属结缔组织等内生殖器官的炎症。急性主要表现为高热、下腹剧痛、尿频、排尿困难、白带增多等；慢性主要表现为腰骶或下腹疼痛、白带增多、经期紊乱等。

手疗

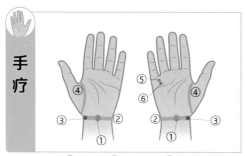

主穴：卵巢①、子宫②、腹股沟③反射区
配穴：甲状腺④、肝⑤、胆⑥反射区

足疗

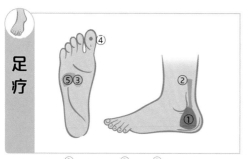

主穴：卵巢①、下腹部②、肾③反射区
配穴：垂体④、肝⑤反射区

耳疗

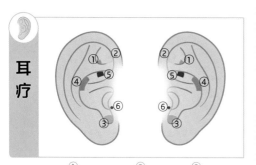

主穴：盆腔①、内生殖器②、内分泌③反射区
配穴：肝④、肾⑤、肾上腺⑥反射区

手疗反射区

子宫反射区：
双手掌侧，腕横纹中点两侧的带状区域。

腹股沟反射区：
双手掌侧腕横纹的桡侧缘，桡骨头凹陷处，相当于太渊穴。

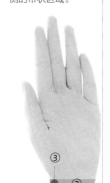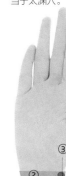

疗法之一

推子宫反射区②3~5分钟，每日按摩1次，7日为1个疗程。

疗法之二

揉腹股沟反射区③3~5分钟，每日按摩1次，7日为1个疗程。

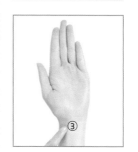

饮食调理有妙方

用10克槐花、20克薏米、20克冬瓜仁煎水取汁，然后用槐花薏米瓜仁水熬粥食用；或用枸杞、当归、猪瘦肉一起煲汤食用，都有助于缓解盆腔炎的相关症状。

足疗反射区

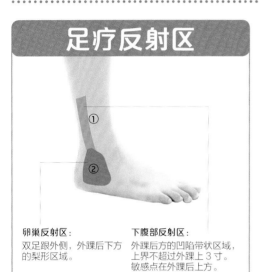

卵巢反射区：
双足跟外侧，外踝后下方的梨形区域。

下腹部反射区：
外踝后方的凹陷带状区域，上界不超过外踝上3寸。敏感点在外踝后上方。

耳疗反射区

盆腔反射区：
在三角窝内，对耳轮上、下脚分叉处稍下方。

内生殖器反射区：
三角窝前1/3处的下方。

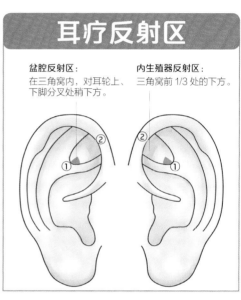

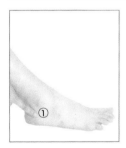

疗法之一

按卵巢反射区[1]3~5分钟，以被按摩部位酸胀为度，每日1次，5日为1个疗程。

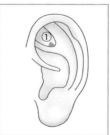

疗法之一

直压盆腔反射区[1]3~5分钟，中等刺激，每日1~2次，7日为1个疗程。

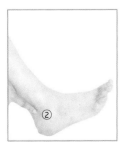

疗法之二

揉下腹部反射区[2]3~5分钟，以被按摩部位酸胀为度，每日1次，5日为1个疗程。

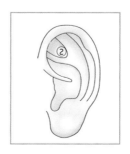

疗法之二

点压内生殖器反射区[2]3~5分钟，中等刺激，每日1~2次，7日为1个疗程。

肝郁气滞、湿热下注引起

子宫颈炎

子宫颈炎是女性生殖系统的一种常见炎症，有急、慢性之分，通常继发于分娩、流产或子宫颈外伤之后，主要表现为白带增多、黏稠，时为脓性，并且多伴有腰酸腹痛、小腹不适等症状。

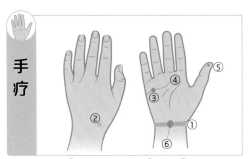

手疗

主穴：子宫①、下身淋巴结②、肝③反射区
配穴：肾④、垂体⑤、卵巢⑥反射区

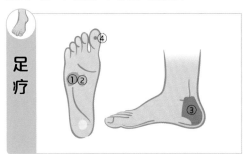

足疗

主穴：肝①、肾②、子宫③反射区
配穴：垂体④反射区

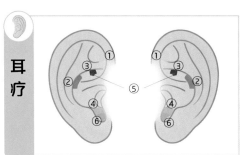

耳疗

主穴：内生殖器①、肝②、肾③反射区
配穴：三焦④、艇中⑤、内分泌⑥反射区

手疗反射区

子宫反射区：
双手掌侧，腕横纹中点两侧的带状区域。

下身淋巴结反射区：
手背部桡侧缘，手背腕骨与前臂桡骨之间的凹陷处。

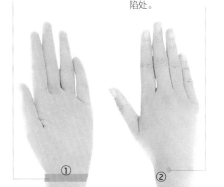

疗法之一

按子宫反射区①3～5分钟，每日按摩1次，10日为1个疗程。

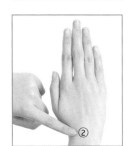

疗法之二

推下身淋巴结反射区②3～5分钟，每日按摩1次，10日为1个疗程。

爱清洁、禁房事、保疗效

患者平时要注意保持外阴清洁，经常更换内裤，最好选用纯棉或者丝质内裤。在采取手术治疗之后的1~2月内要禁房事，避免使宫颈新的创面受到磨损而影响治疗效果。

足疗反射区

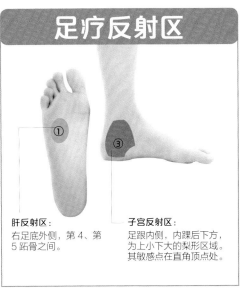

肝反射区：
右足底外侧，第4、第5跖骨之间。

子宫反射区：
足跟内侧，内踝后下方，为上小下大的梨形区域。其敏感点在直角顶点处。

疗法之一

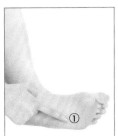

搓肝反射区[1] 3~5分钟，以被按摩部位酸胀为度，每日1次，10日为1个疗程。

疗法之二

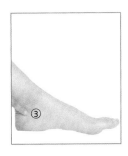

推子宫反射区[3] 3~5分钟，以被按摩部位酸胀为度，每日1次，10日为1个疗程。

耳疗反射区

肝反射区：
耳甲艇的后下部。

内生殖器反射区：
三角窝前1/3处的下方。

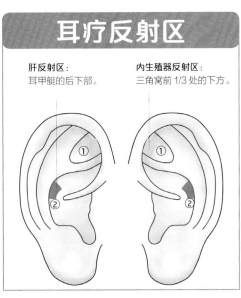

疗法之一

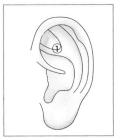

对压内生殖器反射区[1] 3~5分钟，中等刺激，每日1次，10日为1个疗程。

疗法之二

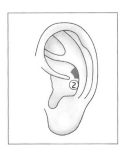

直压肝反射区[2] 3~5分钟，中等刺激，每日1次，10日为1个疗程。

子宫脱垂

中气不足、肾气亏损引起

子宫脱垂是指子宫沿阴道下降到低于正常的位置，甚至脱出阴道口外。其主要表现为自觉坠胀，阴道有肿物脱出，劳累后加剧，并且通常伴有腰酸背痛、大便困难、小便失禁、不耐站行等症状。

手疗

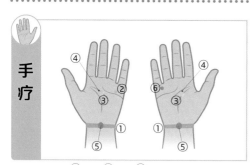

主穴：子宫①、脾②、肾③反射区
配穴：肾上腺④、卵巢⑤、肝⑥反射区

足疗

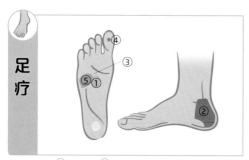

主穴：肾①、子宫②反射区
配穴：肾上腺③、垂体④、肝⑤反射区

耳疗

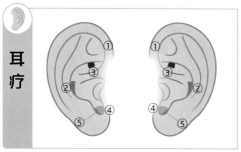

主穴：内生殖器①、脾②、肾③反射区
配穴：内分泌④、皮质下⑤反射区

手疗反射区

子宫反射区：
双手掌侧腕横纹中点两侧的带状区域。

肾上腺反射区：
双手掌中央。

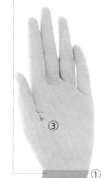
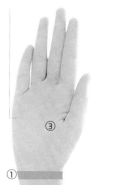

疗法之一

按子宫反射区①3~5分钟，每日1次，10日为1个疗程。

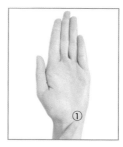

疗法之二

按肾反射区③3~5分钟，每日1次，10日为1个疗程。若时间充足，还可以加上配穴。

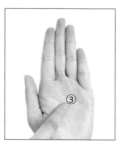

补气强肾防脱垂

　　子宫脱垂主要有气虚型和肾虚型两种。气虚型患者可以用黄芪与粳米熬粥食用，或者将升麻磨成末，与鸡蛋同蒸食用；肾虚型患者可以用芡实、核桃仁、红枣与粳米熬粥食用。

足疗反射区

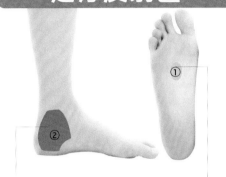

子宫反射区：
足跟内侧，内踝后下方，为上小下大的梨形区域。其敏感点在直角顶点处。

肾反射区：
双足底第2、第3跖骨近端，相当于前足底"人"字纹交叉顶点下方的凹陷处。

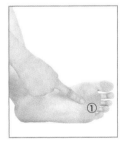

疗法之一

　　按肾反射区① 3~5分钟，每日1次，7日为1个疗程。

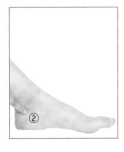

疗法之二

　　推子宫反射区② 3~5分钟，以被按摩部位酸胀为度，每日1次，7日为1个疗程。

耳疗反射区

肾反射区：
对耳轮上、下脚分叉处下方。

内生殖器反射区：
三角窝前1/3处的下方。

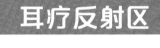

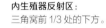
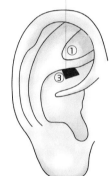
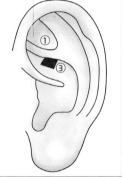

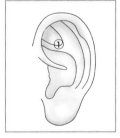

疗法之一

　　对压内生殖器反射区① 3~5分钟，中等刺激，每日1次，10日为1个疗程。

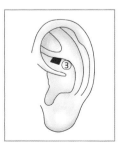

疗法之二

　　点压肾反射区③ 3~5分钟，中等刺激，双耳交替进行，每日1次，10日为1个疗程。

脾肾虚弱、湿毒下注引起

白带过多

白带是一种正常的生理现象。但如果女性阴道中的分泌物增多，流出的是白色黏稠或稀薄的液体，且绵绵不断或性状异常，呈脓性或有恶臭味，则为白带过多。

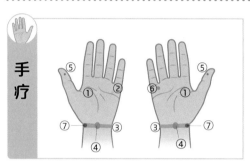

手疗

主穴：肾①、脾②、子宫③、卵巢④反射区
配穴：垂体⑤、肝⑥、腹股沟⑦反射区

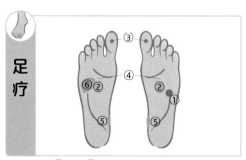

足疗

主穴：脾①、肾②反射区
配穴：垂体③、肾上腺④、膀胱⑤、肝⑥反射区

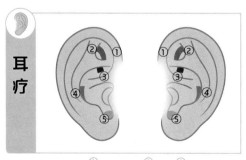

耳疗

主穴：内生殖器①、角窝中②、肾③反射区
配穴：脾④、内分泌⑤反射区

手疗反射区

子宫反射区：
双手掌侧腕横纹中点两侧的带状区域。

肾反射区：
双手掌中央。

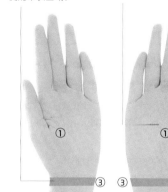

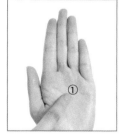

疗法之一

按肾反射区①3～5分钟，每日1次，10日为1个疗程。若时间充足，还可以加上配穴。

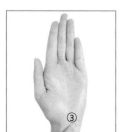

疗法之二

按子宫反射区③3～5分钟，每日1次，10日为1个疗程。

168 | 手足耳按摩速查轻图典

过度清洁不可取

女性阴部不宜过度清洁，尤其不宜频繁使用各种清洗液、消毒护垫等。因为女性阴道在正常情况下呈弱酸性，具有自洁功能，过度清洁会破坏阴道的弱酸性环境，容易诱发疾病。

足疗反射区

肾反射区：
双足底第2、第3跖骨近端，相当于前足底"人"字纹交叉顶点下方的凹陷处。

脾反射区：
左足底第4、第5趾中间延长线与足底最宽部位水平线交点处的下方1~2横指处。

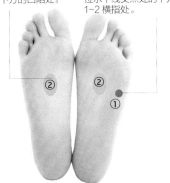

疗法之一

按脾反射区[1]5分钟，每日1次，7日为1个疗程。

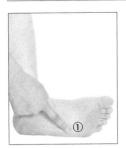

疗法之二

推肾反射区[2]3~5分钟，以被按摩部位酸胀为度，每日1次，7日为1个疗程。

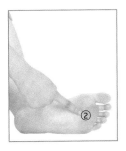

耳疗反射区

内生殖器反射区：
三角窝前1/3处的下方。

角窝中反射区：
三角窝中1/3处。

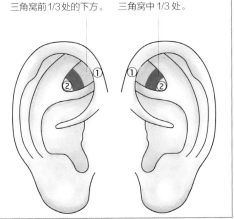

疗法之一

对压内生殖器反射区[1]3~5分钟，中等刺激，每日1~2次，10日为1个疗程。

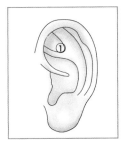

疗法之二

直压角窝中反射区[2]3~5分钟，中等刺激，每日1~2次，10日为1个疗程。

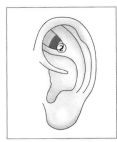

肝郁气滞、气血不足引起
产后少乳

产后少乳，也称产后缺乳，是指产后乳汁分泌少，不能满足婴儿的需要。此病主要与产妇营养不良、自主神经功能紊乱、精神刺激、情志不畅等因素有关。

手疗

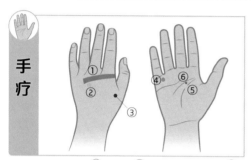

主穴：胸和乳房①、胸椎②反射区，合谷穴③
配穴：肝④、肾⑤、肾上腺⑥反射区

足疗

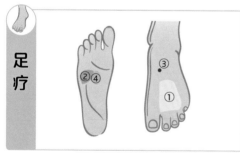

主穴：胸腔和乳房①、肝②反射区，太冲穴③
配穴：肾④反射区

耳疗

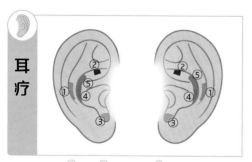

主穴：胸椎①、肾②、内分泌③反射区
配穴：脾④、肝⑤反射区

手疗反射区及穴位

胸和乳房反射区：
手背第2、第3、第4掌骨的远端。

合谷穴：
在手背，第1、第2掌骨间，第2掌骨桡侧的中点处。

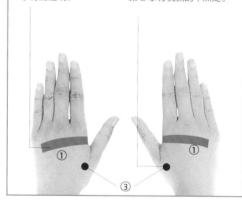

疗法之一

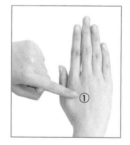

搓揉胸和乳房反射区①3~5分钟，每日2~3次，7日为1个疗程。

疗法之二

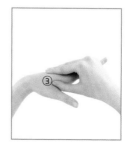

掐按合谷穴③3~5分钟，每日2~3次，7日为1个疗程。

营养美食助通乳

　　产后1~2天应开始进食红糖水、果汁和豆浆等；多吃高蛋白、高脂肪的汤羹类饮食以及富含钙、磷等矿物质和维生素的蔬菜。

足疗反射区及穴位

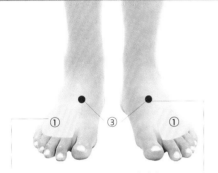

胸腔和乳房反射区：
双足背第2、第3、第4跖骨之间的大片区域。

太冲穴：
足背侧，第1、2跖骨结合部之前凹陷处。

疗法之一

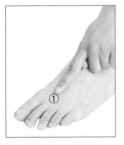

　　揉胸腔和乳房反射区[1]5分钟，以被按摩部位酸胀为度，每日1次，7日为1个疗程。

疗法之二

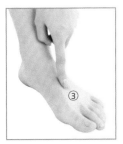

　　按太冲穴[3]5分钟，每日1次，7日为1个疗程。

耳疗反射区

胸椎反射区：
在对耳轮体部，将轮屏切迹至耳轮上、下脚分叉处分为5等份，中2/5即是。

内分泌反射区：
耳甲腔底部，屏间切迹内。

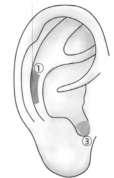
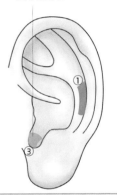

疗法之一

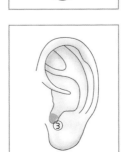

　　直压胸椎反射区[1]5分钟，中等刺激，每日2~3次，7日为1个疗程。

疗法之二

　　对压内分泌反射区[3]3~5分钟，中等刺激，每日2~3次，7日为1个疗程。

肾虚、肝郁、痰湿、血淤等引起

不孕

不孕症是指夫妻有正常的性生活，没有采取任何避孕措施，但是女方在2年内未受孕妊娠。婚后2年从未受孕者称为原发性不孕；曾有过生育或流产，又连续2年以上不孕者，称为继发性不孕。

手疗

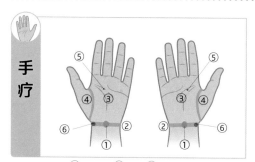

主穴：卵巢①、子宫②、肾③反射区
配穴：甲状腺④、肾上腺⑤、腹股沟⑥反射区

足疗

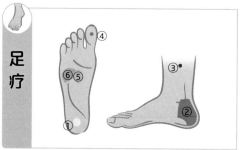

主穴：卵巢①、子宫②反射区，三阴交穴③
配穴：垂体④、肾⑤、肝⑥反射区

耳疗

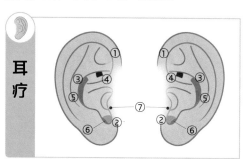

主穴：内生殖器①、内分泌②、肝③、肾④反射区
配穴：脾⑤、皮质下⑥、肾上腺⑦反射区

手疗反射区

卵巢反射区：
双手掌腕横纹中点处。

肾反射区：
双手掌中央。

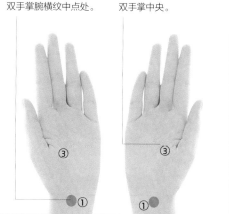

疗法之一

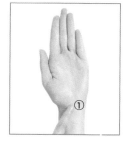

按卵巢反射区①50~100次，每日按摩1次，5日为1个疗程。

疗法之二

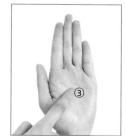

推肾反射区③3~5分钟，每日按摩1次，5日为1个疗程。

积极运动助怀孕

女性肾阳不足，就会导致子宫温度偏低，造成不孕。所以，患者应在平时经常进行体育锻炼，促进体内的阳气生发，疏通经脉，调理气血，从而提高受孕机率。

足疗反射区及穴位

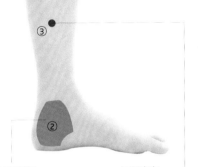

子宫反射区：
足跟内侧，内踝后下方，为上小下大的梨形区域。其敏感点在直角顶点处。

三阴交穴：
足内踝上前方凹陷中，当舟骨结节与内踝尖连线的中点处。

疗法之一

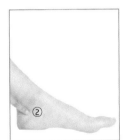

搓子宫反射区[2] 3～5分钟，以被按摩部位酸胀为度，每日1次，10日为1个疗程。

疗法之二

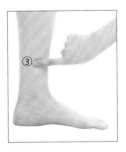

按三阴交穴[3] 3～5分钟，每日1次，10日为1个疗程。

耳疗反射区

肾反射区：
对耳轮上、下脚分叉处下方。

内生殖器反射区：
三角窝前 1/3 处的下方。

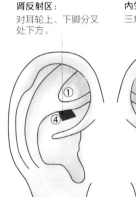
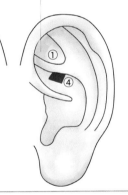

疗法之一

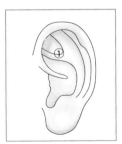

对压内生殖器反射区[1] 3～5分钟，中等刺激，每日1次，10日为1个疗程。

疗法之二

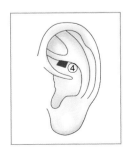

点压肾反射区[4] 3～5分钟，中等刺激，双耳交替进行，每日1次，10日为1个疗程。

肝肾失调、脾肾不足引起

更年期综合征

更年期综合征是指女性绝经前后，因卵巢功能衰退性激素波动或减少引起内分泌失调和自主神经紊乱，常见于45～50岁。患者通常有出汗、面部潮红、心悸不安、多疑妄想、易激动等症状。

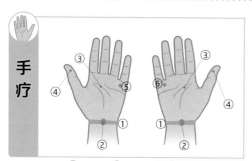

手疗

主穴：子宫①、卵巢②、肾上腺③反射区
配穴：垂体④、心⑤、肝⑥反射区

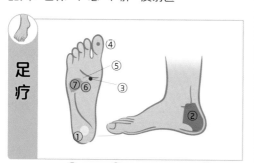

足疗

主穴：卵巢①、子宫②反射区，涌泉穴③
配穴：垂体④、肾上腺⑤、肾⑥、肝⑦反射区

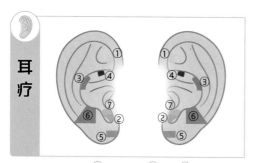

耳疗

主穴：内生殖器①、内分泌②、肾④反射区
配穴：肝③、垂前⑤、枕⑥、三焦⑦反射区

手疗反射区

子宫反射区：
双手掌侧腕横纹中点两侧的带状区域。

肾上腺反射区：
双手掌侧第2、第3掌骨之间，距第2、第3掌骨头1.5~2厘米处。

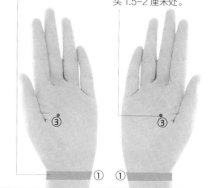

疗法之一

揉子宫反射区①3～5分钟，每日按摩2～3次，7日为1个疗程。

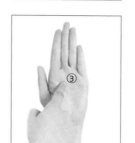

疗法之二

按肾上腺反射区③3～5分钟，每日按摩2～3次，7日为1个疗程。

饮食调理更年期症状

　　只要坚持科学合理的饮食，就能有效缓解更年期综合征的症状。首先，营养要均衡；其次，每餐饮食要定时定量，有节制；最后，多吃高钙食物，如牛奶、各种豆类等。

足疗反射区及穴位

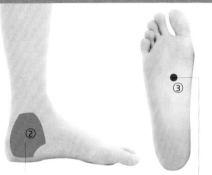

子宫反射区：
足跟内侧，内踝后下方，为上小下大的梨形区域。其敏感点在直角顶点处。

涌泉穴：
双足底第2、第3趾趾横纹头端与足跟连线的前1/3和后2/3交点上。

耳疗反射区

内生殖器反射区：
三角窝前1/3处的下方。

内分泌反射区：
耳甲腔底部，屏间切迹内。

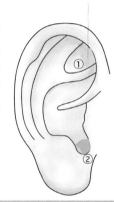
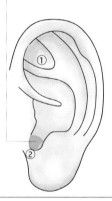

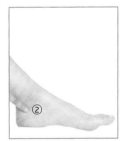

疗法之一

　　搓子宫反射区[2] 3~5分钟，以被按摩部位酸胀为度，每日1次，10为1个疗程。

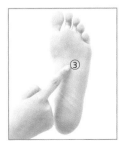

疗法之二

　　按涌泉穴[3] 3~5分钟，每日1次，10日为1个疗程。

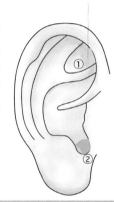

疗法之一

　　对压内生殖器反射区[1] 3~5分钟，中等刺激，双耳交替进行，每日1次，10日为1个疗程。

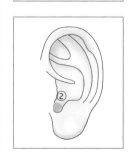

疗法之二

　　直压内分泌反射区[2] 3~5分钟，中等刺激，双耳交替进行，每日1次，10日为1个疗程。

女人，要多给自己一点爱

．．．

　　女人，要多给自己一点爱。因为只有先学会了爱自己，保证自己有健康的身体与阳光的心态，才能爱家人和朋友，给他们带去更多的快乐。在此，为大家介绍几种女人应多吃的食物。

菠菜：护脑。菠菜富含胡萝卜素以及超氧化物歧化酶等成分，能有效阻止脑血管病变。

红薯：护眼。红薯中含有丰富的胡萝卜素，能提供丰富的维生素A，对保护视力有很好的作用。经常食用红薯还能使皮肤保持光泽。

海带：护发。经常食用海带不但能补充身体的碘元素，而且对头发的生长、滋润、亮泽也都具有特殊功效。

香蕉：护腿。含钾元素丰富的香蕉是食物中排名第一的"美腿高手"，它所含丰富的钾元素能帮助你伸展腿部肌肉和预防腿抽筋。

深海鱼：护心。深海鱼里所含的不饱和脂肪酸，被俗称为"好脂肪"，它们是天然抗凝血剂的帮手，可降低血压、抑制心肌的兴奋性、减慢心率，从而保护心脏。

黑豆：护肾。从外表上来看，黑豆的形状与人体肾脏相似，自古就被誉为"肾之谷"，味甘性平，具有补肾强身、活血利水、解毒、润肤的功效，特别适合肾虚者食用。

甘蓝：护胃。甘蓝是世界卫生组织推荐的最佳蔬菜之一，被誉为天然"胃菜"。胃溃疡及十二指肠溃疡患者，应多吃甘蓝，将甘蓝与蜂蜜混合食用，更有促进溃疡愈合的作用。

鸡蛋：护甲。因为有充足的营养供应，健康的指甲呈现粉红色。蛋白质是维持健康指甲所必需的营养物质，鸡蛋则是获得蛋白质的最好来源。

西兰花：抗癌护肤。西兰花是有名的"抗癌战士"，在防治胃癌、乳腺癌、皮肤癌方面效果尤佳。它含有丰富的维生素A、维生素C和胡萝卜素，能增强皮肤的抗损伤能力、有助于保持皮肤弹性。

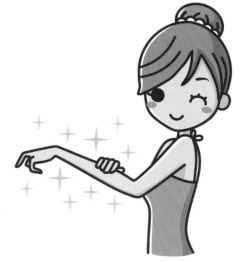

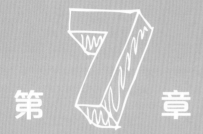

第 **7** 章
养颜美体的
手足耳按摩法

在传统中医中，按摩术是用来疗伤治病的。现代中医则将按摩术推广到保健、养生，以及美容、美体等诸多领域。中医按摩法方便有效、无毒副作用，每天只用5分钟，哪怕只按摩两个穴位，也能达到保健养生、美容养颜、美体塑形的效果。本章将重点介绍几种与养颜美体有关的手足耳按摩法。

平衡油脂分泌，调理内分泌

青春痘

青春痘，又称痤疮、粉刺，是一种与毛囊和皮脂腺相关联的慢性炎症性皮肤病。常见于青春发育期，主要是由于性腺成熟、性激素分泌增加而引起，通常表现为脸部丘疹、脓疱、黑头粉刺、白头粉刺等。

手疗

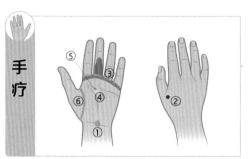

主穴：睾丸（卵巢）①反射区，合谷穴②
配穴：肺③、肾④、肾上腺⑤、甲状腺⑥反射区

足疗

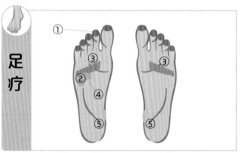

主穴：额窦①、肝②、肺和支气管③反射区
配穴：胆囊④、膀胱⑤反射区

耳疗

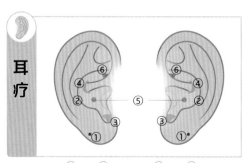

主穴：面颊①、肺②、内分泌③、胃④反射区
配穴：心⑤、大肠⑥反射区

手疗反射区及穴位

睾丸（卵巢）反射区：
双手掌腕横纹中点处。

合谷穴：
在手背，第1、第2掌骨间，第2掌骨桡侧的中点处。

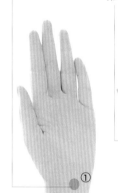
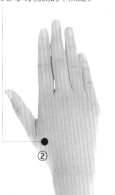

疗法之一

推睾丸（卵巢）反射区①3～5分钟，每日2～3次，7日为1个疗程。

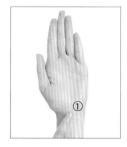

疗法之二

按合谷穴②3～5分钟，每日2～3次，7日为1个疗程。

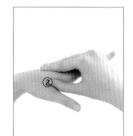

饮食平衡防治痤疮

饮食结构平衡，营养全面，能帮助机体提高免疫力，减少痤疮的发病机率。痤疮患者宜多吃水果、蔬菜，如胡萝卜、菠菜、青椒之类的食物，以清除内热、减轻症状。

足疗反射区

肝反射区：
右足底外侧，第 4、第 5 跖骨之间。

额窦反射区：
双足 10 趾的顶端约 1 厘米的区域。

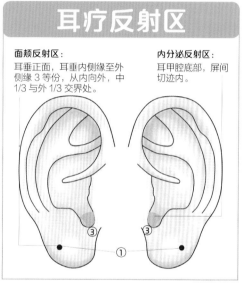

疗法之一

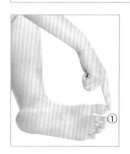

搓额窦反射区①3~5 分钟，以被按摩部位酸胀为度，每日 1~2 次，7 日为 1 个疗程。

疗法之二

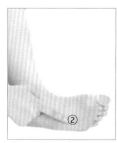

按肝反射区②3~5 分钟，以被按摩部位酸胀为度，每日 1~2 次，7 日为 1 个疗程。

耳疗反射区

面颊反射区：
耳垂正面，耳垂内侧缘至外侧缘 3 等份，从内向外，中 1/3 与外 1/3 交界处。

内分泌反射区：
耳甲腔底部，屏间切迹内。

疗法之一

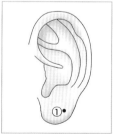

直压面颊反射区①3~5 分钟，中等刺激，双耳交替进行，每日 2~3 次，7 日为 1 个疗程。

疗法之二

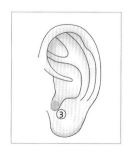

对压内分泌反射区③3~5 分钟，中等刺激，双耳交替进行，每日 2~3 次，7 日为 1 个疗程。

补肝养肾，益气生血

近视

近视主要是指由于照明不足、姿势错误、用眼过久以及先天遗传等，使眼睛调节功能失调引起的。近视有真性近视和假性近视之分，好发于青少年，主要症状为看近清晰、看远模糊，并伴有视力疲劳等。

手疗

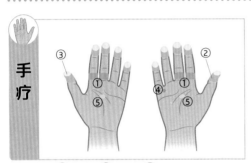

主穴：眼①、大脑②、额窦③反射区
配穴：肝④、肾⑤反射区

足疗

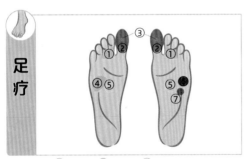

主穴：眼①、大脑②、垂体③反射区
配穴：肝④、肾⑤、心⑥、脾⑦反射区

耳疗

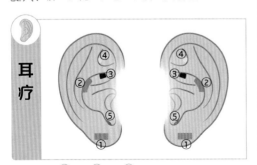

主穴：眼①、肝②、肾③反射区
配穴：神门④、皮质下⑤反射区

手疗反射区

眼反射区：
双手手掌和手背的第2、第3指指根部。

额窦反射区：
双手手掌面，10指顶端约1厘米的范围内。

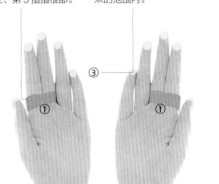

疗法之一

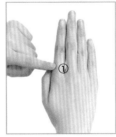

按眼反射区①3~5分钟，每日2~3次，7日为1个疗程。

疗法之二

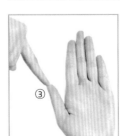

揉额窦反射区③3~5分钟，每日2~3次，7日为1个疗程。

正确用眼防近视

　　养成正确的用眼习惯，看书写字坐姿端正，眼睛距离书本1尺左右，每用眼1小时左右就适当休息一会儿，看书时要注意光线充足，都有助于预防近视。

足疗反射区

眼反射区：
双足底第2、第3趾根部横纹区域。

垂体反射区：
双足拇趾趾腹正中央。

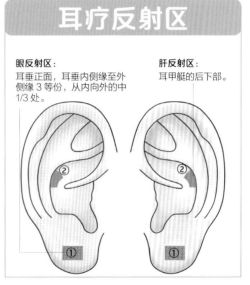

疗法之一

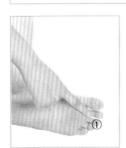

　　揉眼反射区3～5分钟，以被按摩部位酸胀为度，每日1次，7日为1个疗程。

疗法之二

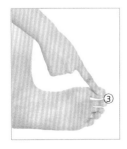

　　按垂体反射区3～5分钟，以被按摩部位酸胀为度，每日1次，7日为1个疗程。

耳疗反射区

眼反射区：
耳垂正面，耳垂内侧缘至外侧缘3等份，从内向外的中1/3处。

肝反射区：
耳甲艇的后下部。

疗法之一

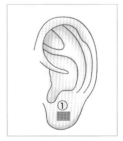

　　直压眼反射区3～5分钟，中等刺激，每日2~3次，7日为1个疗程。

疗法之二

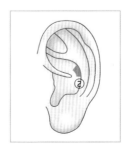

　　直压肝反射区3~5分钟，中等刺激，每日2~3次，7日为1个疗程。

疏肝解郁，养血固肾

黄褐斑

黄褐斑，也叫蝴蝶斑，是一种后天性、局限性面部色素沉着的皮肤病。其病损为黄褐色或咖啡色斑片，常见于前额、颧颊、鼻口周围等易被日光照射之处，多由妊娠、慢性肝病、日晒等因素引发。

手疗

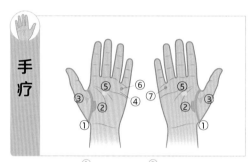

主穴：甲状腺①、胃脾大肠②反射区
配穴：胃③、脾④、肾⑤、心⑥、肝⑦反射区

足疗

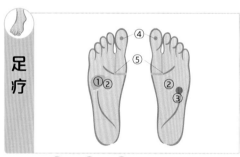

主穴：肝①、肾②、脾③反射区
配穴：垂体④、甲状腺⑤反射区

耳疗

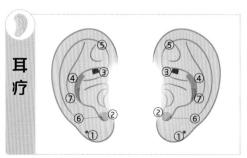

主穴：面颊①、内分泌②、肾③、肝④反射区
配穴：内生殖器⑤、皮质下⑥、脾⑦反射区

手疗反射区

甲状腺反射区：
双手掌侧，第1掌骨近心端起至第1、第2掌骨之间，转向拇指间方向至虎口边缘连成带状区域。

胃脾大肠反射区：
双手掌面，第1、第2掌骨之间的椭圆形区域。

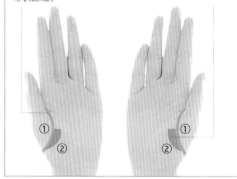

疗法之一

掐甲状腺反射区①3~5分钟，每日1~2次，7日为1个疗程。

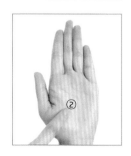

疗法之二

按胃脾大肠反射区②3~5分钟，每日1~2次，7日为1个疗程。

多吃蔬果能祛斑

　　各种新鲜蔬菜水果，如土豆、西红柿、花菜、冬瓜、苹果、梨等都富含维生素C，能消褪色素。其中，柠檬是最有名的抗斑水果，有助于预防色素沉着，祛除黄褐斑。

足疗反射区

肝反射区：
右足底外侧，第4、第5跖骨之间。

肾反射区：
双足底第2、第3跖骨近端，相当于前足底"人"字纹交叉顶点下方的凹陷处。

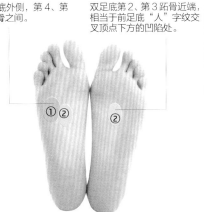

疗法之一

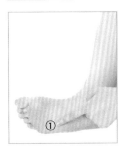

　　按肝反射区①3～5分钟，以被按摩部位酸胀为度，每日1次，7日为1个疗程。

疗法之二

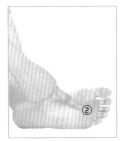

　　按肾反射区②3～5分钟，以被按摩部位酸胀为度，每日1次，7日为1个疗程。

耳疗反射区

面颊反射区：
耳垂正面，耳垂内侧缘至外侧缘3等份，从内向外，中1/3与外1/3交界处。

肝反射区：
耳甲艇的后下部。

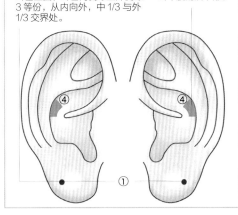

疗法之一

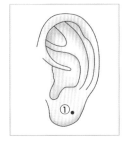

　　直压面颊反射区①3～5分钟，中等刺激，每日1～2次，7日为1个疗程。

疗法之二

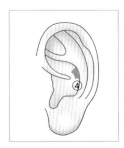

　　直压肝反射区④3～5分钟，中等刺激，每日1～2次，7日为1个疗程。

保证营养，睡眠充足

皱纹

皱纹是指皮肤受外界环境影响，形成游离自由基，破坏了细胞膜组织内的正常结构，导致皮肤中胶原蛋白逐渐减少而产生的皮肤皱折。主要见于前额、上下眼睑、眼外眦、脸颊、颈部等部位。

手疗

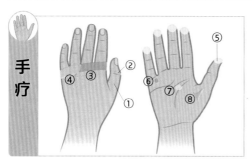

主穴：颈项①、上颌和下颌②、眼③、耳④反射区
配穴：额窦⑤、肝⑥、肾⑦、胃⑧反射区

足疗

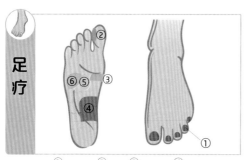

主穴：脸①、颞叶②、胃③、小肠④反射区
配穴：肾⑤、肝⑥反射区

耳疗

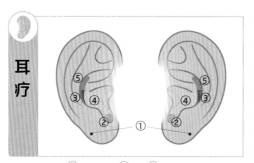

主穴：面颊①、内分泌②、脾③反射区
配穴：肺④、肝⑤反射区

手疗反射区

上颌和下颌反射区：
双手拇指背侧，拇指间关节横纹与上下最近皱纹之间的带状区域。

眼反射区：
双手手掌和手背的第2、第3指指根部。

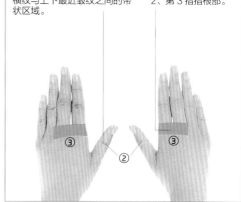

疗法之一

按上颌和下颌反射区②3~5分钟，每日2~3次，7日为1个疗程。

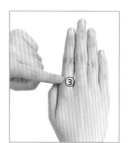

疗法之二

掐眼反射区③3~5分钟，每日1~2次，7日为1个疗程。

改掉坏习惯，延缓皱纹产生

　　一些不良生活习惯会促使皱纹过早出现，例如眯眼睛、单侧咀嚼食物、蒙着头睡觉、经常抽烟等。只要能够改掉这些不良习惯，就能有效延缓皱纹的产生。

足疗反射区

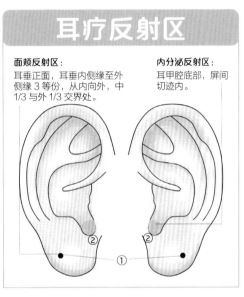

颞叶反射区：
双足拇趾近第 2 趾的一侧。左侧颞叶反射区在右足底，右侧相反。

脸反射区：
双足背，10 趾趾甲处。

疗法之一

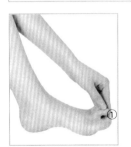

　　刮脸反射区[1] 3 ~ 5 分钟，以被按摩部位酸胀为度，每日 1 次，7 日为 1 个疗程。

疗法之二

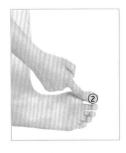

　　按颞叶反射区[2] 3 ~ 5 分钟，以被按摩部位酸胀为度，每日 1 次，7 日为 1 个疗程。

耳疗反射区

面颊反射区：
耳垂正面，耳垂内侧缘至外侧缘 3 等份，从内向外，中 1/3 与外 1/3 交界处。

内分泌反射区：
耳甲腔底部，屏间切迹内。

疗法之一

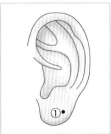

　　直压面颊反射区[1] 3 ~ 5 分钟，中等刺激，每日 1~2 次，7 日为 1 个疗程。

疗法之二

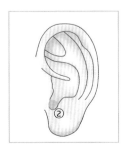

　　对压内分泌反射区[2] 3 ~ 5 分钟，中等刺激，每日 1~2 次，7 日为 1 个疗程。

补肾养血，利水消肿

腿粗

其实很多女性朋友的"粗腿"不是因为腿太胖，而是腿部滞留了太多水分。久坐、久站、爱睡前喝水等不良生活习惯都会导致腿部和臀部水分滞留。中医认为，美腿的关键在于利水消肿。

手疗

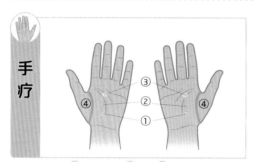

主穴：膀胱①、输尿管②、肾③反射区
配穴：甲状腺④反射区

足疗

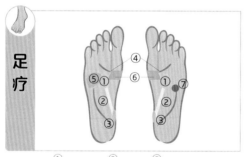

主穴：肾①、输尿管②、膀胱③反射区
配穴：甲状腺④、肝⑤、胃⑥、脾⑦反射区

耳疗

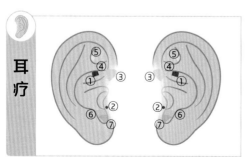

主穴：肾①、肾上腺②、尿道③、膀胱④反射区
配穴：神门⑤、三焦⑥、内分泌⑦反射区

手疗反射区

输尿管反射区：
双手掌中部，由手掌中央起至大、小鱼际交界处的一条带状区域。

肾反射区：
双手掌中央。

疗法之一

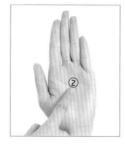

揉输尿管反射区②3~5分钟，每日1~2次，10日为1个疗程。

疗法之二

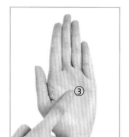

按肾反射区③3~5分钟，每日1~2次，10日为1个疗程。

按摩助你塑美腿

　　按摩能促进血液循环和淋巴循环，帮助排出体内毒素和水分，达到美腿的目的。此外，晃动双腿、敲击脚底、摩擦双脚和赤脚行走，也都有助于消肿美腿。

足疗反射区

肾反射区：
双足底第2、第3跖骨近端，相当于前足底"人"字纹交叉顶点下方的凹陷处。

输尿管反射区：
自足底"人"字纹交叉顶点下方的凹陷处起，至足底内侧前缘前方凹陷处，呈一长形弧状的条带区域。

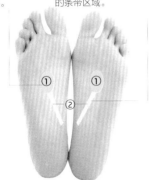

疗法之一

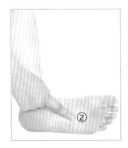

　　按肾反射区①3~5分钟，以被按摩部位酸胀为度，每日1次，10日为1个疗程。

疗法之二

　　搓输尿管反射区②3~5分钟，以被按摩部位酸胀为度，每日1次，10日为1个疗程。

耳疗反射区

肾反射区：
对耳轮上、下脚分叉处下方。

膀胱反射区：
对耳轮上、下脚分叉处下方，与耳甲艇前上角之间。

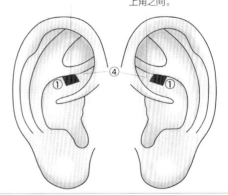

疗法之一

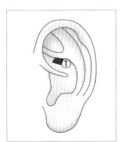

　　直压肾反射区①3~5分钟，中等刺激，每日1~2次，10日为1个疗程。

疗法之二

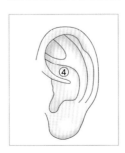

　　直压膀胱反射区④3~5分钟，中等刺激，每日1~2次，10日为1个疗程。

促进脂肪代谢，平衡内分泌

肥胖

在女性一生中，内分泌系统会不断发生变化，从而影响体内脂肪代谢。一旦内分泌出现紊乱，除了月经失调等妇科常见症状外，最明显的就是发胖。因此，减肥瘦身的关键就是调节内分泌，促进脂肪代谢。

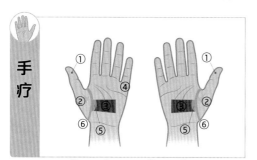

手疗

主穴：垂体①、胃②、小肠③、脾④反射区
配穴：胃脾大肠⑤、甲状腺⑥反射区

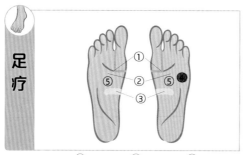

足疗

主穴：甲状腺①、肾上腺②、横结肠③反射区
配穴：心④、肾⑤反射区

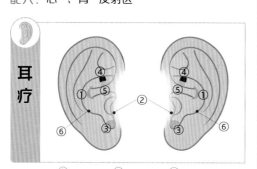

耳疗

主穴：胃①、肾上腺②、内分泌③反射区
配穴：肾④、小肠⑤、脑干⑥反射区

手疗反射区

垂体反射区：
双手拇指指腹中央。

胃反射区：
双手掌第1掌骨体远端。

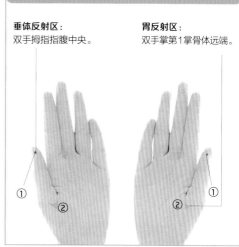

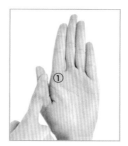

疗法之一

揉垂体反射区①3～5分钟，每日1～2次，10日为1个疗程。

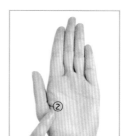

疗法之二

按胃反射区②3～5分钟，每日1～2次，10日为1个疗程。

双管齐下调节内分泌

　　调节内分泌，主要是调节心理。在日常生活中，要保持心态平和，不要生闷气。饮食上，应多吃新鲜的蔬菜水果，吃清淡一些的东西，还可以吃点蜂王浆或月见草等保健品。

足疗反射区

甲状腺反射区：
双足底，起于第1跖趾关节后方凹陷，第1、第2趾骨之前，延伸到前足底前缘的弧形带状区域。

肾上腺反射区：
双足底第2、第3跖骨之间，足底"人"字形交叉点后方凹陷处。

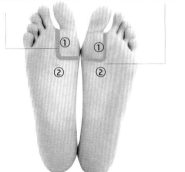

疗法之一

　　搓甲状腺反射区3~5分钟，以被按摩部位酸胀为度，每日1次，10日为1个疗程。

疗法之二

　　按肾上腺反射区3~5分钟，以被按摩部位酸胀为度，每日1次，10日为1个疗程。

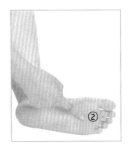

耳疗反射区

胃反射区：
耳轮脚消失处。

内分泌反射区：
耳甲腔底部，屏间切迹内。

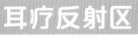
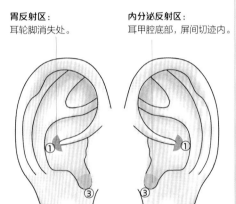

疗法之一

　　直压胃反射区3~5分钟，中等刺激，每日1~2次，10日为1个疗程。

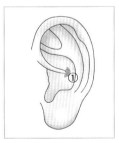

疗法之二

　　对压内分泌反射区3~5分钟，中等刺激，每日1~2次，10日为1个疗程。

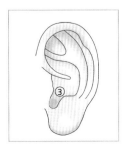

养血补气，调理内分泌

胸部扁平

丰胸主要是针对胸小、胸部发育不良和乳房下垂、松弛的女性而言。可以依靠外力手段，对胸部形状进行塑造。按摩胸部穴位能丰胸，按摩手、足、耳的三处相应反射区也能实现丰胸的目的。

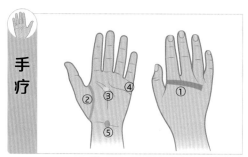

手疗

主穴：胸和乳房①、甲状腺②反射区
配穴：肾③、脾④、卵巢⑤反射区

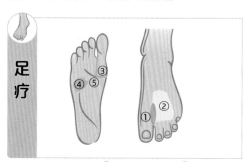

足疗

主穴：胸部淋巴结①、胸腔和乳房②反射区
配穴：甲状腺③、肝④、肾上腺⑤反射区

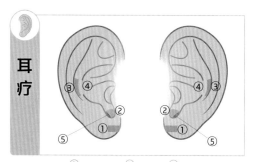

耳疗

主穴：垂前①、内分泌②、胸椎③反射区
配穴：胸④、皮质下⑤反射区

手疗反射区

甲状腺反射区：
双手掌侧，第1掌骨近心端起至第1、第2掌骨之间，转向拇指指间方向至虎口边缘连成带状区域。

胸和乳房反射区：
手背第2、第3、第4掌骨的远端。

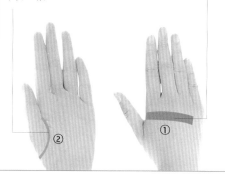

疗法之一

揉胸和乳房反射区①3～5分钟，每日1次，7日为1个疗程。

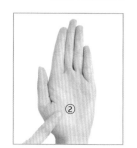

疗法之二

按甲状腺反射区②3～5分钟，每日1次，7日为1个疗程。

190 | 手足耳按摩速查轻图典

积极运动助丰胸

　　经常练习俯卧撑有助于锻炼胸部肌群，提高乳房支撑力，促进血液循环，起到丰满乳房的作用。此外，扩胸运动、抬高胸部运动、收臀挺胸、韵律操等也有一定的丰胸作用。

足疗反射区

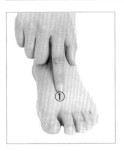

胸部淋巴结反射区：
双足背第 1、第 2 跖骨之间的间缝处。

胸腔和乳房反射区：
双足背第 2、第 3、第 4 跖骨之间的大片区域。

疗法之一

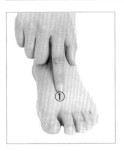

　　推胸部淋巴结反射区[1]3～5分钟，以被按摩部位酸胀为度，每日1次，7日为1个疗程。

疗法之二

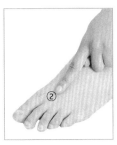

　　推胸腔和乳房反射区[2]3～5分钟，以被按摩部位酸胀为度，每日1次，7日为1个疗程。

耳疗反射区

内分泌反射区：
耳甲腔底部，屏间切迹内。

胸椎反射区：
在对耳轮体部，将轮屏切迹至耳轮上、下脚分叉处分为 5 等份，中 2/5 即是。

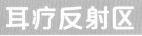

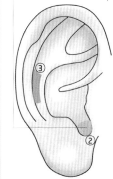
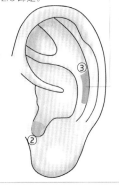

疗法之一

　　直压内分泌反射区[2]3～5分钟，中等刺激，每日1次，7日为1个疗程。

疗法之二

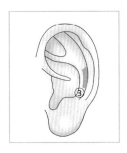

　　对压胸椎反射区[3]3～5分钟，中等刺激，每日1次，7日为1个疗程。

健脾润肺，固肾补气

皮肤粗糙

如果皮肤缺乏水分，就会导致发紧、干燥、脱皮等不适，甚至出现皮肤瘙痒等症状。年龄增长、气候变化、睡眠不足、过度疲劳、洗澡水过热、洗涤用品碱性强等，都是导致皮肤干燥的重要原因。

手疗

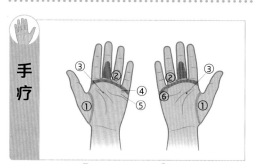

主穴：甲状腺①、肺和支气管②反射区
配穴：肾上腺③、心④、脾⑤、肝⑥反射区

足疗

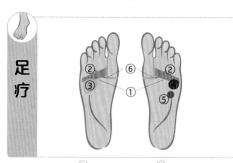

主穴：肾上腺①、肺和支气管②反射区
配穴：肝③、心④、脾⑤、甲状腺⑥反射区

耳疗

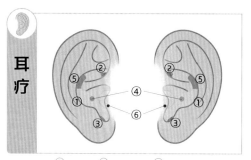

主穴：肺①、大肠②、皮质下③反射区
配穴：心④、肝⑤、肾上腺⑥反射区

手疗反射区

甲状腺反射区：
双手掌侧，第1掌骨近心端起至第1、第2掌骨之间，转向拇指指间方向至虎口边缘连成带状区域。

肺和支气管反射区：
肺反射区位于双手掌侧，横跨第2、第3、第4、第5掌骨，靠近掌指关节区域；支气管反射区位于中指第3节指骨，中指根部为反射敏感地带。

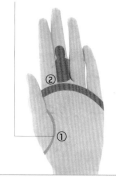
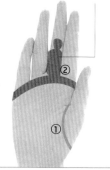

疗法之一

推甲状腺反射区①3~5分钟，每日1次，7日为1个疗程。

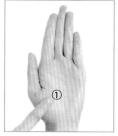

疗法之二

揉肺和支气管反射区②3~5分钟，每日1次，7日为1个疗程。

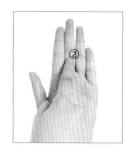

白色食物养肌肤

俗话说"燥易伤肺"。根据中医的理论，肺与白色对应，多吃白色食物，如白萝卜、白菜、冬瓜、百合、银耳、莲藕、莲子等，有助于润肺补水，滋润肌肤。

足疗反射区

肾上腺反射区：
双足底第2、第3跖骨之间，足底"人"字形交叉点后方凹陷处。

肺和支气管反射区：
双足底前部约一横指宽的带状区域，左肺在右足底，右肺在左足底。

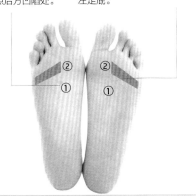

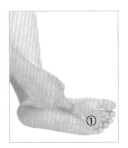

疗法之一

刮肾上腺反射区¹ 3~5分钟，以被按摩部位酸胀为度，每日1次，7日为1个疗程。

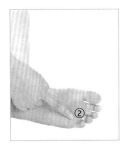

疗法之二

按肺和支气管反射区² 3~5分钟，以被按摩部位酸胀为度，每日1次，10日为1个疗程。

耳疗反射区

肺反射区：
耳甲腔中央周围。

皮质下反射区：
对耳屏内侧面。

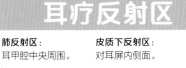

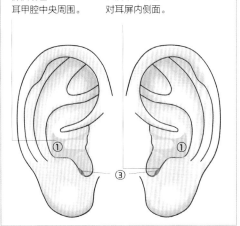

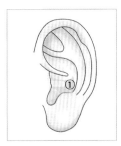

疗法之一

直压肺反射区¹ 3~5分钟，中等刺激，每日1~2次，7日为1个疗程。

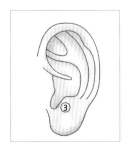

疗法之二

对压皮质下反射区¹ 3~5分钟，中等刺激，每日1~2次，7日为1个疗程。

利水消肿，活血解毒

面部水肿

面部水肿主要是由于脏腑疾病、肾脏疾病及营养不良如缺乏蛋白质和B族维生素、贫血等原因造成的。面部水肿患者还常伴有尿量减少、体重增加、腹胀、乳房胀痛、头痛等症状。

手疗

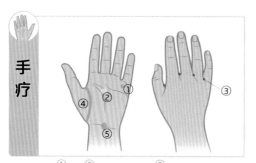

主穴：心①、肾②、头颈淋巴结③反射区
配穴：甲状腺④、睾丸（卵巢）⑤反射区

足疗

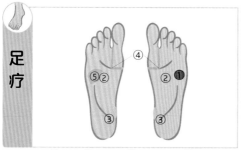

主穴：心①、肾②、膀胱③、甲状腺④反射区
配穴：肝⑤反射区

耳疗

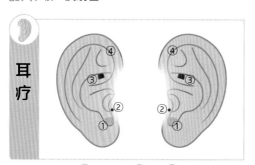

主穴：内分泌①、肾上腺②、肾③反射区
配穴：内生殖器④反射区

手疗反射区

肾反射区：
双手掌中央。

头颈淋巴结反射区：
各手指间根部凹陷处，手掌和手背均有。

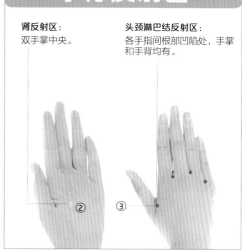

疗法之一

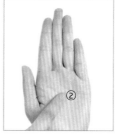

按肾反射区②3~5分钟，每日1次，10日为1个疗程。

疗法之二

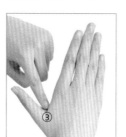

揉头颈淋巴结反射区③3~5分钟，每日1次，10日为1个疗程。

吃对食物助消肿

多吃含钾食物，有助于排出体内多余的水分。如薏米、冬瓜、红豆、芹菜等食物，能促进体内的水分循环，有助于利尿消肿。

足疗反射区

肾反射区：
双足底第2、第3跖骨近端，相当于前足底"人"字纹交叉顶点下方的凹陷处。

甲状腺反射区：
双足底，起于第1跖趾关节后方凹陷，第1、第2趾骨之前，延伸到前足底前缘的弧形带状区域。

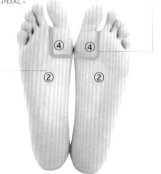

疗法之一

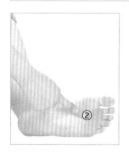

按肾反射区 3~5分钟，以被按摩部位酸胀为度，每日1次，7日为1个疗程。

疗法之二

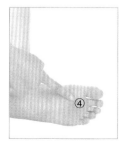

揉甲状腺反射区 3~5分钟，以被按摩部位酸胀为度，每日1次，7日为1个疗程。

耳疗反射区

内分泌反射区：
耳甲腔底部，屏间切迹内。

肾反射区：
对耳轮上、下脚分叉处下方。

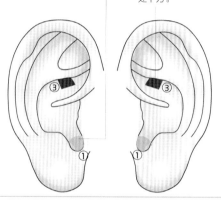

疗法之一

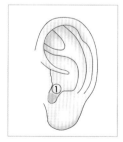

对压内分泌反射区 3~5分钟，中等刺激，每日1次，7日为1个疗程。

疗法之二

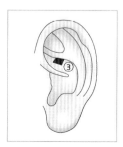

直压肾反射区 3~5分钟，中等刺激，每日1次，7日为1个疗程。

Column

美,让青春走得慢一些

　　青春痘、近视、黄褐斑、皱纹、肥胖、皮肤粗糙、面部水肿……是否令你深感烦恼?其实,养颜和减肥并不难,只要你肯用心,生活中处处都有美容养颜和瘦身减肥的小妙招。

Tips 1: 西红柿,让"痘痕"远离

　　每天多吃西红柿,可以用西红柿榨汁喝,也可以吃西红柿炒鸡蛋、糖腌西红柿,还可以生吃西红柿。只要坚持吃西红柿,脸上的青春痘就会逐渐消失。同时,在面部涂抹蜂胶液,或者用盐水按摩面部,也有助于祛除青春痘。

Tips 2: 红辣椒,美肤没商量

　　适量吃辣椒,尤其是红辣椒,能够促进血液循环。辣椒中含有丰富的维生素C,多吃辣椒不仅气色好,还有助于抑制黑色素,祛斑护肤。

Tips 3: 勤洗脸,重保养,和皱纹说Bye-bye

　　每天一定要洗脸,尤其是女人,睡觉前一定要卸妆,并定期清除皮肤角质。把脸洗干净,素面朝天,皮肤才能自由呼吸。如果皮肤有些干燥,可以涂上一层保湿润肤霜,还要涂抹眼霜,预防皱纹过早出现。此外,每天大量饮水也能帮助皮肤保湿。

Tips 4: 吃得对,睡得好,皮肤才好

　　多吃豆制品,多喝牛奶,多吃山竹、荔枝、芒果、樱桃等补血润燥多的水果;再加上充足的睡眠、早睡早起的好习惯,皮肤自然会光滑细腻。

Tips 5: 常游泳,多跳舞,减肥瘦身又美胸

　　游泳能够帮助减肥,让双腿变得修长,还有丰胸作用。跳舞也是一种全身运动,能帮助身体减掉多余脂肪。

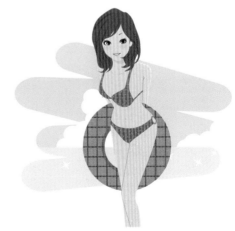

Tips 6: 勤干家务活,理家又瘦身

　　勤干家务活,能消耗身体的多余热量,有助于瘦身减肥。

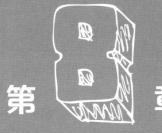

第 **8** 章

强身健体的
手足耳按摩法

　　按摩手足耳不仅能治病解痛，还有防病保健的功效。这是因为手足耳按摩能使人体经络通畅，气血调和，增强机体的抗病能力。所以，当你出现各种亚健康症状时，手足耳按摩能很快帮你解除身体不适。

舒筋活血，通利关节

消除疲劳

　　身体疲乏无力并不是一种疾病，而是一种亚健康状态，主要表现为身体困乏无力。这种状态通常会持续3个月以上，而且在经过休息以后也不能得以缓解。

足疗

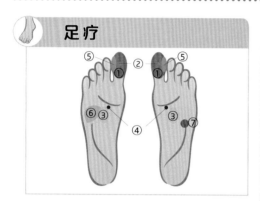

主穴
大脑①、垂体②、肾③反射区，涌泉穴④

配穴
三叉神经⑤、肝⑥、脾⑦反射区

大脑反射区

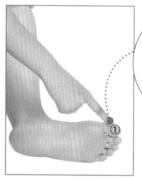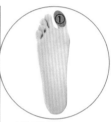

大脑反射区：
双足拇趾趾腹全部，左半球大脑的反射区在右足底，右半球大脑的反射区在左足底。

对症治疗 揉大脑反射区3~5分钟，以被按摩部位酸胀为度。

肾反射区

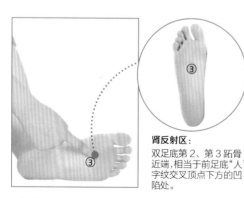

肾反射区：
双足底第2、第3跖骨近端，相当于前足底"人"字纹交叉顶点下方的凹陷处。

对症治疗 搓肾反射区3~5分钟，以被按摩部位酸胀为度。

涌泉穴

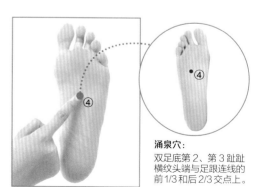

涌泉穴：
双足底第2、第3趾趾横纹头端与足跟连线的前1/3和后2/3交点上。

对症治疗 按涌泉穴3~5分钟，以被按摩部位酸胀为度。

健脾养胃，理气活血

调理肠胃

肠胃不适通常表现为缺乏食欲、餐后腹胀、嗳气、消化不良等，严重者可能诱发一些疾病，如营养不良、贫血、胃溃疡、病毒性肝炎等，这种状态通常会持续3个月以上。

足疗

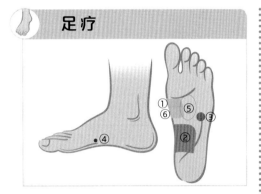

主穴
胃①、小肠②、脾③反射区，公孙穴④

配穴
腹腔神经丛⑤、十二指肠⑥反射区

胃反射区

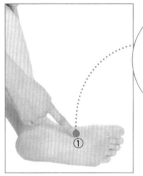
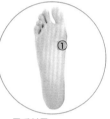

胃反射区：
双足底第1跖趾关节后方凹陷处，约中指一横指宽的区域。

对症治疗 揉胃反射区3～5分钟，以被按摩部位酸胀为度。

脾反射区

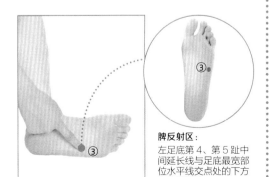

脾反射区：
左足底第4、第5趾中间延长线与足底最宽部位水平线交点处的下方1～2横指处。

对症治疗 点脾反射区3～5分钟，以被按摩部位酸胀为度。

公孙穴

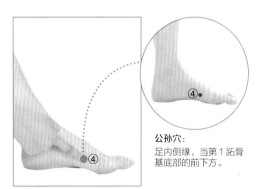

公孙穴：
足内侧缘，当第1跖骨基底部的前下方。

对症治疗 按公孙穴3～5分钟，以被按摩部位酸胀为度。

补肾填髓，益精壮阳
房事保健

强肾生精主要是针对性功能减退的人士而言。性功能减退主要表现为男性的生殖器勃起硬度不够，性交持续时间不长，射精过快；女性阴道分泌物减少，对性的要求强度和次数减少，性生活缺少快感。

足疗

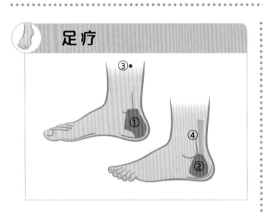

主穴
前列腺①、睾丸（卵巢）②反射区，三阴交穴③

配穴
下腹部④反射区

前列腺反射区

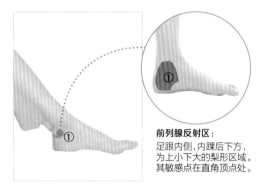

前列腺反射区：
足跟内侧，内踝后下方，为上小下大的梨形区域。其敏感点在直角顶点处。

对症治疗 搓前列腺反射区3~5分钟，以被按摩部位酸胀为度。

睾丸（卵巢）反射区

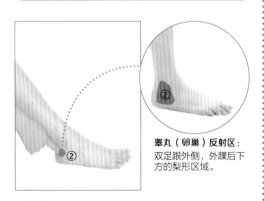

睾丸（卵巢）反射区：
双足跟外侧，外踝后下方的梨形区域。

对症治疗 推睾丸（卵巢）反射区3~5分钟，以被按摩部位酸胀为度。

三阴交穴

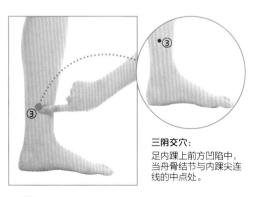

三阴交穴：
足内踝上前方凹陷中，当舟骨结节与内踝尖连线的中点处。

对症治疗 按三阴交穴3~5分钟，以被按摩部位酸胀为度。

预防感冒

扶助正气，祛除外邪

当身体免疫力低下、体质较差时，人就容易感冒。感冒的主要表现有鼻塞、流涕、咽痛、打喷嚏、咳嗽等，通常伴有怕冷、疲乏无力、发热、食欲差等不适。经常感冒也是一种亚健康状态。

足疗

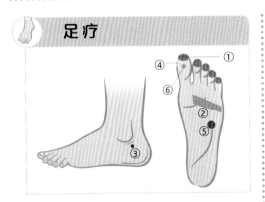

主穴
额窦①、肺和支气管②反射区，申脉穴③

配穴
鼻④、脾⑤、垂体⑥反射区

额窦反射区

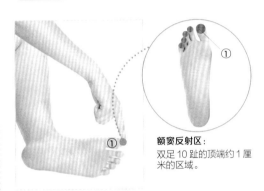

额窦反射区：
双足 10 趾的顶端约 1 厘米的区域。

对症治疗 揉额窦反射区 3 ~ 5 分钟，以被按摩部位酸胀为度。

肺和支气管反射区

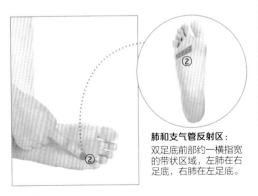

肺和支气管反射区：
双足底前部约一横指宽的带状区域，左肺在右足底，右肺在左足底。

对症治疗 刮肺和支气管反射区 3 ~ 5 分钟，以被按摩部位酸胀为度。

申脉穴

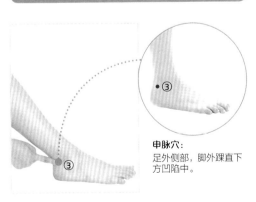

申脉穴：
足外侧部，脚外踝直下方凹陷中。

对症治疗 按申脉穴 3 ~ 5 分钟，以被按摩部位酸胀为度。

补益心脾，养血安神

稳定情绪

遇到刺激或者不愉快的情况时，即使非常轻微，也有可能会产生一些剧烈的情感反应，变得烦闷焦躁、情绪激动，容易生气发怒。这在心理学上叫"易激惹"，是人体病变的一个征兆。

足疗

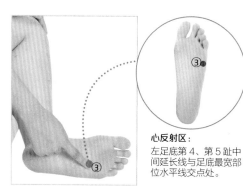

主穴
大脑①、额窦②、心③反射区，太溪穴④

配穴
小脑和脑干⑤、垂体⑥、反射区

大脑反射区

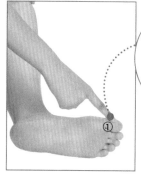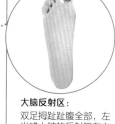

大脑反射区：
双足拇趾趾腹全部，左半球大脑的反射区在右足底，右半球大脑的反射区在左足底。

对症治疗 揉大脑反射区3～5分钟，以被按摩部位酸胀为度。

心反射区

心反射区：
左足底第4、第5趾中间延长线与足底最宽部位水平线交点处。

对症治疗 按心反射区3～5分钟，以被按摩部位酸胀为度。

太溪穴

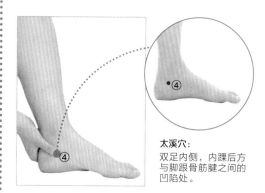

太溪穴：
双足内侧，内踝后方与脚跟骨筋腱之间的凹陷处。

对症治疗 揉太溪穴3～5分钟，以被按摩部位酸胀为度。

调理情志，疏散肝气

化郁解闷

疏肝解郁是指针对肝气郁结所产生的身体不适而采取的治疗方法。肝气郁结的主要症状有胸肋胀痛或窜痛、胸闷不舒、恶心呕吐、食欲不振、腹痛腹泻、周身窜痛等。

手疗

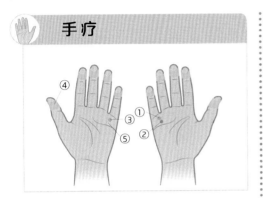

主穴
肝①、胆②、心③反射区

配穴
大脑④、脾⑤反射区

肝反射区

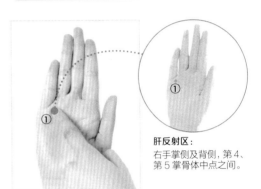

肝反射区：
右手掌侧及背侧，第4、第5掌骨体中点之间。

对症治疗 掐肝反射区3～5分钟，以被按摩部位酸胀为度。

胆反射区

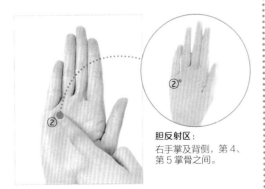

胆反射区：
右手掌及背侧，第4、第5掌骨之间。

对症治疗 掐胆反射区3～5分钟，以被按摩部位酸胀为度。

心反射区

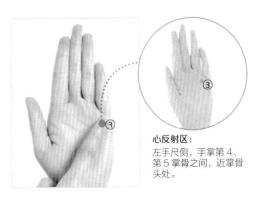

心反射区：
左手尺侧，手掌第4、第5掌骨之间，近掌骨头处。

对症治疗 揉心反射区3～5分钟，以被按摩部位酸胀为度。

扶正祛邪，滋阴润肺
肺部保健

肺是人体娇脏，容易受到邪毒的侵袭，进而导致肺气肃降失司，淤滞不宣，脉络不畅，气血淤滞。通常表现为干咳少痰、咽燥咯血、咳嗽气喘等。因此，清除肺热、肺火，滋养阴液有益于肺部健康。

手疗

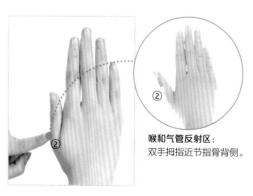

主穴
肺和支气管①、喉和气管②、鼻③反射区

配穴
额窦④、胸腔呼吸器官⑤反射区

肺和支气管反射区

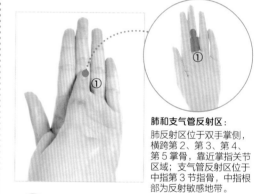

肺和支气管反射区：
肺反射区位于双手掌侧，横跨第2、第3、第4、第5掌骨，靠近掌指关节区域；支气管反射区位于中指第3节指骨，中指根部为反射敏感地带。

对症治疗 按肺和支气管反射区3～5分钟，以被按摩部位酸胀为度。

喉和气管反射区

喉和气管反射区：
双手拇指近节指骨背侧。

对症治疗 揉喉和气管反射区3～5分钟，以被按摩部位酸胀为度。

鼻反射区

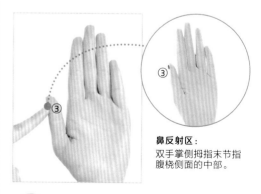

鼻反射区：
双手掌侧拇指末节指腹桡侧面的中部。

对症治疗 推鼻反射区3～5分钟，以被按摩部位酸胀为度。

补益心脾，益脑养神

大脑保健

当一个人的生活作息时间不规律、精神压力过大、脑力劳动过度时，脑神经会因疲劳和能量消耗过多而缺氧，从而导致大脑皮层功能活动紊乱，并引起记忆力下降。

足疗

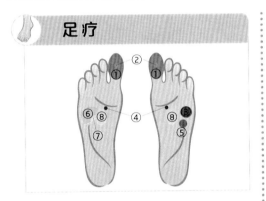

主穴
大脑①、垂体②、心③反射区，涌泉穴④

配穴
脾⑤、肝⑥、胆⑦、肾⑧反射区

大脑反射区

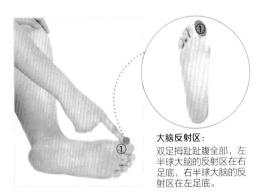

大脑反射区：
双足拇趾趾腹全部，左半球大脑的反射区在右足底，右半球大脑的反射区在左足底。

对症治疗 按大脑反射区3～5分钟，以被按摩部位酸胀为度。

心反射区

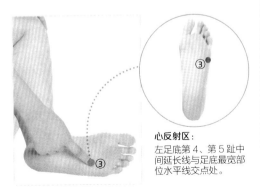

心反射区：
左足底第4、第5趾中间延长线与足底最宽部位水平线交点处。

对症治疗 揉心反射区3～5分钟，以被按摩部位酸胀为度。

涌泉穴

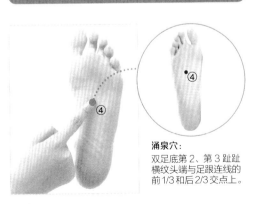

涌泉穴：
双足底第2、第3趾趾横纹头端与足跟连线的前1/3和后2/3交点上。

对症治疗 按涌泉穴3～5分钟，以被按摩部位酸胀为度。

疏肝理气，健脾益肾
缓解压力

长期的工作压力、心理压力等，会引起神经、内分泌、免疫、消化、循环、运动等系统功能紊乱，令身体出现慢性或反复发作的极度疲劳，并伴有低热、头痛、咽痛、肌肉关节疼痛等症状。

足疗

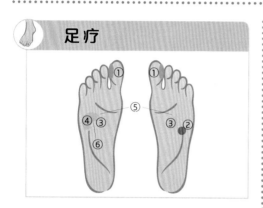

主穴
颞叶①、脾②、肾③反射区

配穴
肝④、肾上腺⑤、胆⑥反射区

颞叶反射区

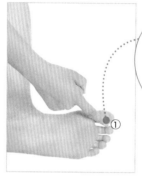
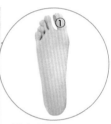

颞叶反射区：
双足拇趾近第2趾的一侧。左侧颞叶反射区在右足底，右侧相反。

对症治疗 按颞叶反射区3～5分钟，以被按摩部位酸胀为度。

脾反射区

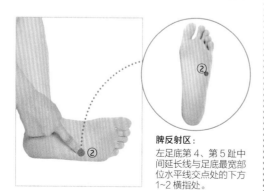

脾反射区：
左足底第4、第5趾中间延长线与足底最宽部位水平线交点处的下方1～2横指处。

对症治疗 揉脾反射区3～5分钟，以被按摩部位酸胀为度。

肾反射区

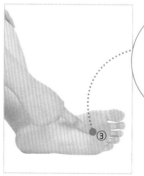
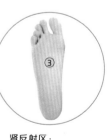

肾反射区：
双足底第2、第3跖骨近端，相当于前足底"人"字纹交叉顶点下方的凹陷处。

对症治疗 揉肾反射区3～5分钟，以被按摩部位酸胀为度。

补气益血，宁神益智

提高注意力

　　受遗传因素等影响，个体的感知和思维等心理活动指向和集中于某一事物的能力降低，在学习、工作或从事其他活动时不能集中注意力或持续注意时间短暂，易被外界干扰。

足疗

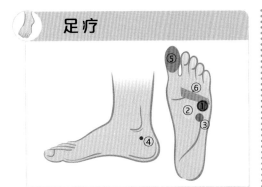

主穴
心①、肾②、脾③反射区，太溪穴④

配穴
大脑⑤、肺和支气管⑥反射区

心反射区

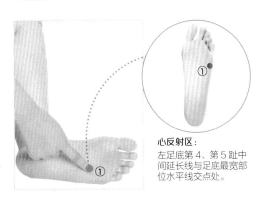

心反射区：
左足底第4、第5趾中间延长线与足底最宽部位水平线交点处。

对症治疗 刮心反射区3～5分钟，以被按摩部位酸胀为度。

脾反射区

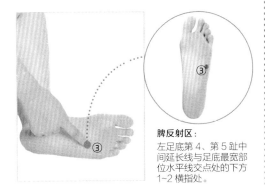

脾反射区：
左足底第4、第5趾中间延长线与足底最宽部位水平线交点处的下方1～2横指处。

对症治疗 按脾反射区3～5分钟，以被按摩部位酸胀为度。

太溪穴

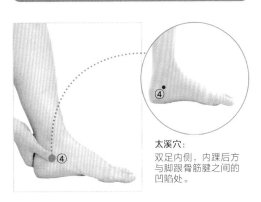

太溪穴：
双足内侧，内踝后方与脚跟骨筋腱之间的凹陷处。

对症治疗 揉太溪穴3～5分钟，以被按摩部位酸胀为度。

图书在版编目（CIP）数据

手足耳按摩速查轻图典 / 陈飞松，郑书敏主编；健康养生堂编委会编著. —— 南京：江苏凤凰科学技术出版社，2015.3

（含章·生活轻图典）

ISBN 978-7-5537-2803-2

Ⅰ.①手… Ⅱ.①陈… ②郑… ③健… Ⅲ.①手 – 按摩疗法（中医）– 图解②足 – 按摩疗法（中医）– 图解③耳 – 按摩疗法（中医）– 图解 Ⅳ.①R244.1-64

中国版本图书馆CIP数据核字(2014)第003390号

手足耳按摩速查轻图典

主　　　编	陈飞松　　　郑书敏	
编　　　著	健康养生堂编委会	
责 任 编 辑	樊　明　　　葛　昀	
责 任 监 制	曹叶平　　　周雅婷	

出 版 发 行	凤凰出版传媒股份有限公司
	江苏凤凰科学技术出版社
出版社地址	南京市湖南路 1 号 A 楼，邮编：210009
出版社网址	http://www.pspress.cn
经　　　销	凤凰出版传媒股份有限公司
印　　　刷	北京旭丰源印刷技术有限公司

开　　　本	718mm×1000mm　1/16
印　　　张	13
插　　　页	4
字　　　数	177千字
版　　　次	2015年3月第1版
印　　　次	2015年3月第1次印刷

标 准 书 号	ISBN 978-7-5537-2803-2
定　　　价	39.80 元

图书如有印装质量问题，可随时向我社出版科调换。

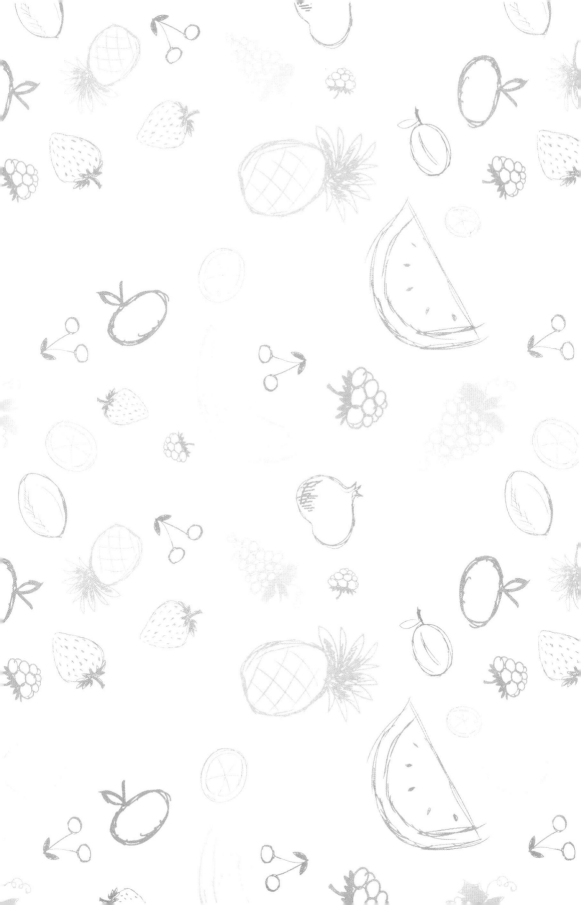

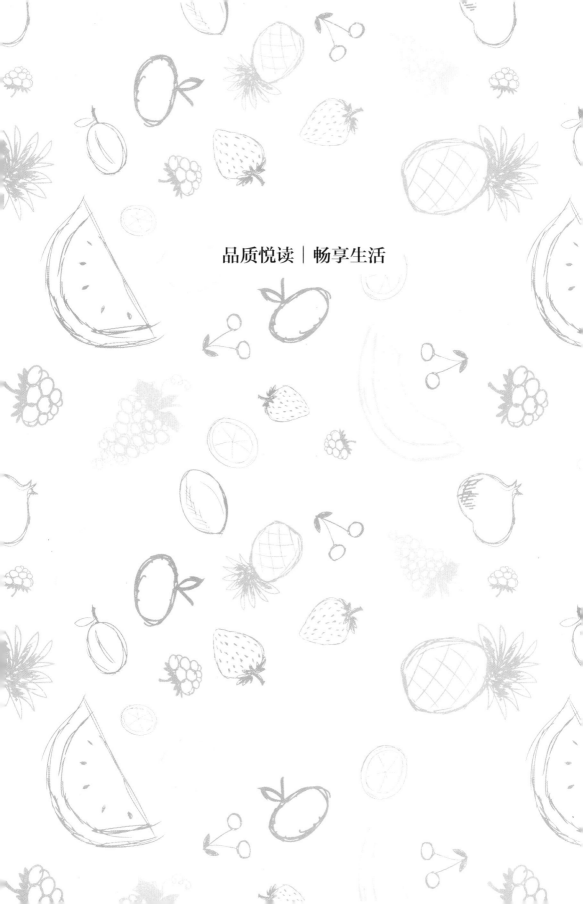

品质悦读｜畅享生活